医療現場に臨む哲学 II

ことばに与る私たち

Shimizu Tetsuro

清水哲郎

philosophia medicinae II

勁草書房

keiso shobo

はしがき

本書は『医療現場に臨む哲学』(勁草書房一九九七年)を上梓した時に割愛した部分(「幻の第三部」と称する)と、前著以降の私の医療現場に臨む思索とを再編成した構成をとっている。前著で私は、哲学の役割を、個々の現場での当事者の鏡また代理人として当事者の行為ないし状況把握(=当事者から見た現場)を記述することにある、として、医療現場の記述を当事者と書記(=哲学をする者)との対話を通して行おうとした。そこで医療の現場のトピックを取り上げて個々に論じた時に前提となる理解として理由づけなしに導入した、言語と人間をめぐる了解についての考察を、原稿段階では第三部としてまとめておいた。それはまた、個々の現場の特殊性を越えて、およそ人間同士が言葉を使って関わりあいつつ共に生きていく現場の普遍的な記述として位置付けられてもいた。結局幻となった第三部は、その後の私の医療現場に臨み、そこで活動する方たちと共に考える歩みの中で、さらに重要な位置を持ってきているように思われる。というのは、前著で私が提案したいくつかの事は、日本の医療がこれからどのような方針でやっていくのかを巡る複数の選択肢の中で、一定の立場にコミットするものであることが明らかになってきており、それに応じて私としては何故あれではなくこの立場にコミットするのかを言わなければならないからである。選択が問題になっている事柄は、大きくまとめると、「医療はどのような価値観に基づいて個々の問題を考えるのか」ということと、「医療はどのような人間観を採って、患者およびその家族と向かい合っていくのか」という二点になる。これらに関して前著において私は、結果として単に医療の専門家のしていることを記述したのではなく、一定の立場に共感しつつ記述したことになる。上梓後の歩みを通して、問題が明確になってき、私は自分がコミットした一定の立場をさらに基礎付けて、ある場合には論争的に提示すべきだと思うようになった。また前著では言い足りなかったこと、前著への読者からの反応に応えてさらに論じるべきことが結晶化してきた。そこで、それらの諸論点を、右に挙げた二つの問題を軸としてまとめたのが、本書である。

医療現場に臨む哲学 Ⅱ

——ことばに与る私たち

目次

目次

目　次

序　臨床倫理の現場から

前著を上梓して以来、私はなんとかこれまで考えてきたことを基にして、さらに一歩進み出し、医療の現場で頑張っている医療者の現実の問題に活かすことができる思想的営みに繋げたいと思ってきた。そして私は、〈臨床倫理〉clinical ethicsと呼ばれて形が見えてきた問題領域こそが、それにもっとも相応しい場であると思うようになっている。

臨床倫理は、医療の現場における個別のケース毎に、適切な医療上の選択や決定や対応をするために、倫理的側面からの検討を行う営みである。

個別ケースの理に適った検討のためには、医療行為における倫理原則を立てて、これに照らして考える必要がある。[1]この倫理原則としては、現在次の4つが有力なものとしてしばしば言及される。

・相手の利益になるようにせよ（beneficence）
・相手に害を与えるな（non-maleficence）
・相手の自律を尊重せよ（respect for autonomy）
・正義ないし公平を保て（justice and / or equality）

この内最初の二つは医療行為が目指す価値に、また次の自律尊重は決定のプロセス——つまりは医療行為の進め方——に関わっており、最後の正義ないし公平は医療行為を社会的視点から見た場合のポイントとなる。

まず、第一の視点である価値の問題であるが、医療が患者に利益（善）をもたらし、害（悪）を避けるようになされなければならない、ということは当たり前のことであろう。ただし、その先が問題なのであって、何をもって善とし悪とするか——価値観——が評価の分かれ目となる。上記4原則はそこのところを規定しないのだが、それは価値観が多様であることを認めてのことであろう。そこで目的設定においては価値を規定せずにおいて、以下で述べるように、価値については次の自律尊重の原則に即して決めるという構造になっている。

第二の視点である決定のプロセスについて、ただ「自律尊重」という原則を立てているのは、一定の人間像の反映だと言えよう。つまり、人間は本来個々が互いに独立した存在であって、それぞれが自分の事柄について理性的に考えて選択するべきである、あるいはそうする権利を持っている、という個人主義的なものである。そこでどのような価値を目指すかという第一の点についても、当事者である患者本人が選択するべきだということになる。それは結局患者の「選好・好み（preference）」による選択になるだろう。

以上のように、4原則は価値観が多様になっている状況で社会が個人に特定の価値観を押し付けないこと、医療はあくまでも患者本人の生命に関わるものである以上、それに関わる決定は患者の自己決定による（＝患者の自由である）ことを指令している。ただし、その患者の自由を制限し、チェックすることとして、他者に対して不当な危害を及ぼさないか、不公平にならないかを見る「正義と公平」という第三の視点がある。

問題はまさにこの4原則のコンセプトにある。日本の医療界はこれに対して事実上次のようないくつかの対応をしているように見える——あるいは無批判にこのようなコンセプトを全面的に受け容れて、これに則った活動をしようとし、あるいは4原則はそれとして一応受け容れているかに見えるが、実は棚上げして、それとは異質な行動の仕方を部分的に認める（つまり建前と本音を区別する）という道を辿り、あるいは日本の文化はこれとはなじまないとして、従来の（パターナリスティックな行き方を含めて）考え方に帰ろうとする——というように。どの道を辿るにしても、4原則の構造とコンセプトについてよく理解した上で反応している部分はあまり多くないように見える。だが、二一世紀の入り口に立つ現在、ここで4原則が示すコンセプトを理解した上で、それを受け容れるにせよ、改訂するにせよ、私たちはこのような線で行くのだという明確な選択をすることが、日本の病院と医療の倫理にとって肝要であろう。以下、4原則のコンセプトに対して私たちとしてはどのような改訂を加えたコンセプトで行くかについての提言をしたい。

共同の価値観の可能性　少なくとも医療活動に関しては、価値は個人的に決めるというだけでは済まされない点がある。例えば、病状をタイプ分けして「かくかくの場合にはしかじかの治療が適当だ」などとする判断は、生活者の共通の価値観（「元気で長生きするのがよい」といったような）に則って、医学的知識を駆使しているのである。また、患者本人に対応能力がない場合には、家族が代理人となるという考え方もあるが、いずれにせよ結局本人にとっての最善を考慮して選択することになる。そこで本人にとっての最善を考えるためには、基準となる公共的な価値観を何らか立てざるを得ない。そうなると、その公共的価値観に基づく判断と個別の患者本人の判断とが齟齬をきたす場合にどうするかという問題も起きる。こうして公共的価値観と個別の価値観をどう考え合わせていくかが問題となろう。

共同で決定することと人間の弱さを受け容れること　自律尊重を原則とする立場の背景にある個人主義的人間像は、個人は互いに独立に存在し、自らの進む道を独力で選んで行くというものであった。これに対して例えば、個はそもそも人々の共同の生において成り立つのであり、互いに独立に存立しているわけではない、という人間像もある。そこには個々の独立性よりも、むしろ相互の支え合いや共同性に基づく倫理――情報の共有に基づき、共同で決定するというような――があり得る。さらには、現実の人間は必ずしも現実に自律したあり方をしてはいないのであって、弱い存在であることを受け容れるという点も付け加えられよう。

ただし、このことは日本の従来のあり方でよしとして終わることにはならない。個人の意思や気持ちを尊重するという所から後退するわけにはいかない。周囲が勝手に物事を決めて行くということは、たとえ当人が対応能力を欠いている場合にも、容認されるものではないだろう。

かくて、先の四原則を改定したものとして私が提案するのは、他ならぬ前著で提案した次の諸原則である（清水1997：第4章）。

医療・看護における倫理原則（提案）

Ｐ１：行為の目的　：相手の善・利益を最大に
　Ｒ１‐１：ＱＯＬを高く・余命を長く（一般的価値観）
　Ｒ１‐２：人生の充実を妨げない（個人の価値観）
Ｐ２：行為の進め方：相手を人間として遇する
　Ｒ２‐１：共同で進める（対等の人間とみなす）
　Ｒ２‐２：傍らにある（弱さを受容、思いを同じに）
Ｐ３：社会的視点　：第三者に不当な害を及ぼさないように（正義・公平）

結局、医療の現場で見えてきているのは、私たちが、個と共同体との関わりについてどのような基本的な理念を立てることができるか、という問題である。個は共同体の中で存在している――しかも、他者と関わり合い、支え合いつつ生きることが、もっとも自分らしく存在することであるようなあり方は、どのようにして可能であろうか。価値の相対化の是非の問題も、この問題につながって、問題となっている。

次章では、個と共同という問題への一般的アプローチを、本書における基本的な方向を定めるべく行う。

第1章　コミュニケーションの射程

本章では、個であること、かつ共同で生きる者であることをそのあり方としている〈人間〉を、そのようなあり方にしている要素である〈コミュニケーション〉について考える。私たちが臨床現場で、「どうしたら良いか」、「こうしたほうが良い」などと考えること、話し合うことは〈ことば〉によってなされる。価値について考えるにせよ、個として主体的であることと、皆と共に生きることとの関わりについて考えるにせよ、ことばによるコミュニケーションがあってこそ、なされることである。そうである以上、まずこのもっとも基本的な、言語をめぐる現実を把握し、本書における考察の基本的な方向付けをしたい。

人間ないし人格にとって「言葉を交わすこと」・「コミュニケーション」は最も基礎的な活動である。

本章では人間の言語活動そのものを哲学的考察のテーマとして、言葉を交わすという営みの記述を試みる。次の問いから始めよう。——どのような事態をもって「言葉を交わすこととしての〈コミュニケーション〉が成立する」と言うのか。また、コミュニケーションが可能な存在者は、それ以外の存在者に比べてどれほどの差があると言えるのか。

1・1　コミュニケーションのかたち

「何をもってコミュニケーションとするのか」を記述するため、まず、通常非常にプリミティヴなそれと理解されている〈合図とそれに応じる行動〉の場合を分析してみよう。この種のコミュニケーションはある種の動物の間にも成り立っていると通常考えられている。とはいえ、哲学的記述は、コミュニケーションというものが人間以外の動物同士の間でも成立することがあるかどうかとか、人間と動物の間にコミュニケーションが成立していると見られる状況においては、動物の側から言ってもコミュニケーションをしていると言えるのか、といった問題には立ち入らない。書記は動物の代理人となるわけにはいかないからである。(1)というのも、もし代理人になろうとすれば動物を人格的存在者と看做して記述を始めてしまうことになり、また、たとえそのようにして記述をしたとしても当事者である動物から、その記述への同意を得ることは出来ないからである。従って、次に動物の例を挙げる場合にも、それはあくまでも私たち人間の側から動物の行動を「合図と応答」として把握しているということの記述である。それ以上のことを語りだす時には、それはいわば〈お伽話〉となる。

〈合図―応答〉か〈刺激―反応〉か　例えば、親鳥が発するある種の特徴ある（かたちある）「クェー、クェー」といった鳴き声を聞いて巣穴に隠れる雛鳥を観察して、私たちは「警戒の合図を親鳥は発し、それを受けて雛鳥は巣穴に隠れた」と記述するだろう。しかし、雛鳥はまず、鳴き声を鳴き声として聞き、次にそれに応じたある種の行動をとろうとした、と観察された訳ではない。私たちは確かに「クェー、クェー」を「警戒の合図」と解釈する。けれども、またこの観察は「クェー、クェーという親の鳴き声は雛鳥の巣穴に隠れる行動を誘発する」と、刺激と反応という枠組で記述することもできる（この場合は「巣穴に隠れる」というのも適当ではなく、むしろ「巣穴に引っ込む」などと言うべきであろう）。刺激と反応というならば「スウィッチを入れると照明がつく」という回路が成立していることと何ら変わりはない。ある鳴き声を「巣穴に引っ込む行動を誘発する刺激」としてではなく「警戒の合図」と解するのは、私たち人間が自分達において成り立っているコミュニケーションを動物の行動に読み込んでのことである。

では、このように言い分ける際に、私は〈ある反応を誘発する刺激〉と〈ある応答を見込む合図〉とをどう区別しているのか。〈嘘の刺激はないが嘘の合図はある〉という事実（についてのわれわれの把握）から考えよう。ハエが眼の前で動くと猫の鞠弥は何をさておいてもそれに跳びかかってしまう、ということを刺激と反応の例だとする。この場合、鞠弥は偽のハエを動かしてもそれに跳びかかったとすると、それは「嘘の刺激に反応した」のではない。そうではなく「偽のハエも鞠弥にとっては刺激になった」のである。あるいは反応しなかったとすれば、それは「嘘の刺激だと認知したから」ではなく、「刺激にならなかったから」である。これに対して、合図には嘘があり得る。合図を受けて「嘘だろう」と思えば、受け手は送り手が期待するような応じる行為をしないであろう。しかしそれは「合図にならなかった」からではなく、「合図を嘘だと思った」からなのである。

合図を合図として把握する　〈嘘〉の有無は、〈刺激－反応〉の結びつきのほうが〈合図－応答〉のそれよりもより直接的であるという、両者の差異を示す一事例である。この差異を直接提示するならば次のように言えよう――「刺激となった」かどうかは反応した者を観察して成り立つ記述であり、「反応した」ことが「刺激となった」ことにほかならない。これに対し、「応答した」ことと「合図が受け取られた」こととは同じではない。「合図を受け取った」が「応答しない」ことも、また「誰も合図をしなかったが、あたかも合図をされたかのように応答する」こともあり得る。このように、「刺激される」と「反応する」とは同じこととして記述できるが、「合図を受け取る」と「応答する」とはそうはいかない。

要するに、「合図として把握する」ことが、「合図への応答」には先立っている。それで、先に挙げた事例の場合、私たち人間は鳥の行動を観察し、親鳥のある鳴き声のパターンおよびそれに続く雛鳥の行動のパターンを認知した際に、それを「合図に応じる行動」であって、単なる「刺激に対する反応」なのではないと保証するに足るデータを得てはいなかったのである――「合図を（合図として）受け取る」ことを「応答する」こととは別のこととして観察できたわけではないのだから。

では、「合図を〈合図として〉受け取っている」ということ、言い換えれば合図が合図としてかたちをとっていること自体は、どのようにして見えるだろうか。私たちはまさに「合図」という言葉で、合図をそうでないものから呼び分けている。そのように「合図」、また「しるし」「信号」「記号」といった言葉があり、「何かの合図・記号らしい」といった把握があること、言い換えれば、〈合図についての合図をする〉とか〈記号についての記号を使う〉ということがあるならば、その時は合図が合図としてかたちを持っていることが確認出来るだろう。

——それは少しきつすぎる条件ではないだろうか？　まだ「合図」などという語彙を持たない幼児だって、嘘をつけるし、またひとの言うことを「嘘じゃないか」と疑えるではないか。そういう意味では、この幼児は既に合図を合図として把握しているのだ。

私はあなたの言い分に、さしあたって同意したい。ただし、以下で論じることから「嘘ではないか」という対応もまた、或る意味で「合図についての合図」と同じ身分であることが明らかになるはずだ。

さて、この点を更に語り進めるために、以下では人間同士の言葉と振る舞いのやり取りを、人間以外の存在者間のやり取りからどう差異化しているかを記述するという途を採る。私たちは動物の代理人にはなれない以上、以下で動物同士にはコミュニケーションが成立しないと語り、しかもそれを何らかの個別科学の言葉ではなく、むしろ、コミュニケーションをコミュニケーションではないものから差異化すること（つまり「コミュニケーション」をめぐる言葉の網の目を記述すること）の試みとして行なおうとしている以上、それは人間と動物の違いについての〈お伽話〉となる。したがって、私は哲学的記述として、人間以外の存在者間にはそれが成立しないと主張するわけではない。

お伽話『コミュニケーションは動物同士のやり取りとどう違うのか』

コミュニケーション・パターン　人間が動物を相手にコミュニケーションを行なう場合の一般的パターンを考えて見ましょう。それは次頁の図**A**のようなことになります。

つまり、最初の例はこうです。猫が「ミャーオ」と鳴きながら、人間に擦り寄って取巻く――「わかったわかった、おなかがすいたのか、ちょっと待て、今缶詰を開けてやるから」などと言いながら、餌をやる――餌を食べ、ごろんと横になる。次の犬の例もこれに倣ってお分り頂けるでしょう。これに対して、人間同士のコミュニケーションの一般的パターン（ヒト－ヒトCOMパターン）は図**B**のようなことになるでしょう。

つまり、Sが何か依頼なり要求なりをRに対してする――Rは「はい、分りました」とか「よしよし」などと言ってSに応答しながら、要求・依頼に応じる行為をする――Sはその行為を受けて、「ありがとう」「これでいいよ」「ごちそうさま」などと言ってこのやり取りは終る、といった具合です。つまり、SはRのここでなされる行為を期待してこのコミュニケーションをしたわけですが、その行為を言語的なやり取りが取巻いています。まず、Sはaでコミュニケーションを仕掛けます。それは必ずしも言語的に表現されるとは限りませんが、そのの合図を受けるRのほうは「かくかくの

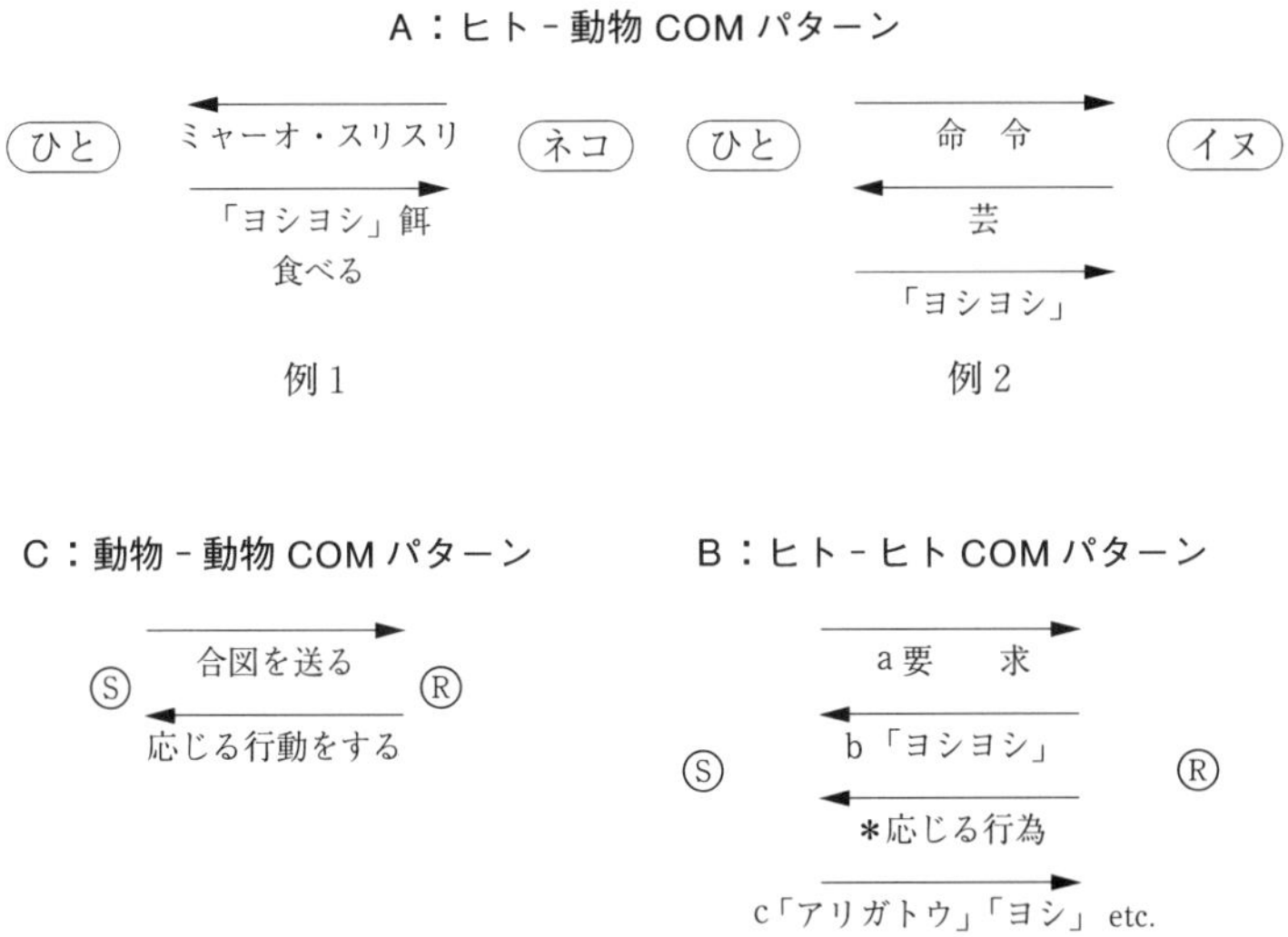

ことをして欲しいのだな」などと、その仕掛ける合図を何かの合図として受け取った上で、対応を選択するのです。つぎにRはbで仕掛けられたコミュニケーションに何らか応答する合図をSに送り返します。「分った分った」とか「はいよ」などというのはSの仕掛けに応じる合図の例です。さて、そのRの応じる行為に対して、Sはcで目下のコミュニケーションを終了する合図を送り返します。これが「感謝の意」とか「満足」の表明と言われるものに該当します。

コミュニケーションの進行に関する合図

さて人同士の場合と動物を相手にする場合とを比べて見て下さい。人の側はどちらも同じように振舞っているのですが、動物の対応の特徴は、「受けて立つ合図」、「終了の合図」を欠くという点にあるのではないでしょうか。そして、bおよびcがあるかどうかに人間のコミュニケーションを「言語活動」として動物のそれと区別するポイントがあると主張したいのです。bおよびcはコミュニケーションの進行に関する合図です。この合図を上の図から取り去ると、残ったコミュニケーションのパターンは図**C**のようになります。

すなわち、例えば、警戒信号を発する――それに応じて警戒体勢を取る、と例の親鳥―雛鳥の行動を理解する時がこれに該当します。私たちが動物同士のコミュニケーションとして想定したのはこのようなパターンにほかなりません。その際私たちはコミュニケーションの進行に関する合図を動物には認めていません（この想定が科学的に確認されるかどうかは別の話です）。これを認めないために、このパターンは刺激―反応パターンと区別できる特徴を欠くことになっています。

このお伽話が引きだして来たのは、〈コミュニケーションの進行に関する合図〉が、先に指摘しました〈合図の合図（＝メタ合図）〉と同様に、合図を合図として受け取っていることの現われであること、あるいは、これはまさに〈合図についての合図〉にほかならない、ということです。「受けて立つ合図」は、相手の合図に対応する合図として〈合図に対する合図〉ですし、「終了の合図」はそれまで進行して来た、合図と振る舞いのやり取りを終えるとの、〈合図終了の合図〉とも言えるからです（この言い方はコミュニケーションよりも合図を先立たせているように聞こえるかもしれませんが、むしろ、ヒト―ヒトCOMパターンのほうが個々の合図よりも基礎的だと考えています。この点は後に指摘します）。

このお伽話の落ちはこうです。コミュニケーションの進行に関する合図こそが、単なる刺激－反応から、コミュニケーションの過程を差異化する点です。だからこそ幼児は言語習得の過程で、「ハイ！」とお返事をしなさい」、「ごちそうさま（ありがとう）は？」などと、これをするようにしつけられます。そして、このような合図を含んだ言語を習得することによって、人は合図を合図として把握する存在、いわば、〈合図を越えた存在〉となるのです。言い換えれば、合図を合図として把握する時、人はコミュニケーションの進行に関する合図を顕在的にしていないとしても、少なくとも潜在的にはしており、この潜在的合図こそが合図を合図として把握することにほかならないのです。

これに対し、合図を越えていない存在にとっては合図と刺激とは差異化しません。動物同士のやり取りが、合図－応答として把握することも、また刺激－反応として記述することもできることになるのは、まさしく、動物はコミュニケーションに関する合図を欠いていることに由来するのです。

このようなお伽話をあなた自身の現在のコミュニケーションを語るに相応しい物語として受け入れていただけるならば、語り掛けられた言葉に対する「嘘じゃないか」との応対も〈コミュニケーションの進行に関する合図〉のひとつであると認めてもらえるのではないだろうか。

１・２　記号

合図と言われるものに限らず、〈記号〉が一般にこのコミュニケーションに由来するものであって、コミュニケーションが記号を使ってなされるからといって、記号がコミュニケーションに先立つことと解してはならない。

「ＡはＢの記号である」とはいかなることかを考えよう。記号についての科学者＝専門家の大方の記述は例えばこういったものとなる――「記号は、すでに成立している社会的慣習に基づいて何か他のものの代りをするものと解し得る全てのものだ[2]」。例えば、火は見えないが煙が見えるというときに、煙を火と結び付けるという社会的慣習が成立しているかぎり、煙は火の記号であるといえるという。これに従えば、「ＡはＢの記号である」とは「既に成立している社会的慣習に基づいて、ＡはＢの代りをすると解し得る」ということになろう。

何かが記号として現われる状況　これに関して私は言おう。まず「煙を見て〈火だ〉と思う」ということは（その結び付きに関する社会的慣習が成立しているとしても）いつでもどこでも成立する私たちの対応ではない。状況に応じて〈煙〉は火の記号となったり、ならなかったりする。そうであれば、あるものが記号となる状況ないし状況把握に言及しないで、その代りに「解し得る」と可能性をつけただけの右の記述は不十分である。

例えば、「赤提灯は酒場の記号である」についての、記号の専門家の定義に即した説明は次のようになろう――この場合、記号を見るものはまず、あるものを「赤提灯」として把握する。それはその記号としての働きを離れても赤提灯である（従って、それの記号としての機能を知らなくても、それを赤提灯と把握し得る）。次にその赤提灯が私たちの社会の規約に従い、酒場の記号であることを理解する。かくして記号の受け手は「赤提灯」を見、「酒場」を思い浮べる。[3]

だが、すべての赤提灯が酒場の記号なのではない。私たちはすべての赤提灯を見て「ああ、酒場だな」と思う訳ではない。そうではなく、適当な状況において（酒場があってもおかしくない場所で、店である可能性のある建物の、出来れば軒先、そうでなくても入り口近くに）赤提灯がぶら下がっているのを見て「酒場だな」と思う。つまり「赤提灯」一般ではなく、「適当な状況におかれた赤提灯」が差異化する。その場合、私たちが差異化し、把握しているのは既に〈記号〉である何かである。これに対し「赤提灯」一般を把握する時には、つまりそれが「赤提灯」として差異化しているだけのときには、それを私たちは記号としては把握しない。

同様にして「「ヒト」は人間の記号である」について、「「ヒト」はそれ自体として見れば、二音節の音声のかたちであるが、それが人間の記号として社会的に採用されている」などと言うならば、この言い回しも、赤提灯の場合と同様に訂正されなければならない。この場合には、「二音節の音声」として把握する時に、すでに私たちはこれを〈記号〉として把握している。それぞれの言語に応じた音節から成っているということが、言語という記号が共通に備えている約束事である。というのも、

「ヒト」なら何のことか分るが、「ピト」と言われても何のことか分からない」と私たちは言うけれども、この「何のことか分からない」という対応自体が、聞き手がこれを何かの記号だろうとひとまず想定して対応したことを示している。二音節の音声として聞いたからこそ、記号だろうと想定したのである。音声のかたちとしての差異化は既に記号としての差異化である。[4] さらにいえば、音節が聞き分けられなくても人の声だと分かりさえすれば、何かの記号だろうと推定する。つまり、人声一般が記号を予想させるものとなっている。

私たちが人の声を聞いた時、それを記号と看做して対応しようとするのは、まさに人の声が語られたという状況の故であって、人声ないし音節のかたちの故にではない。同様に、赤提灯を記号として認知する状況とは、〈赤提灯〉という装置を使って、誰かが私たちに酒場がそこにあることを示そうとしてもおかしくないと把握された状況にほかならない。

つまり私が言いたいのはこういうことである――あるものAがある特定のものの記号として、あるいは何か分らないが何かあるものの記号として現われるのは、誰かがAによってAを把握する者にコミュニケーションを仕掛けていると看做される状況においてである（ただし、ここで「コミュニケーション」は、「伝達」といった訳語が当てられ得るような、記号の専門家の用語ではなく、本論がこれまで提示して来た内容のものである）。

記号一般をコミュニケーションの成り立ちから理解すること　別の面から言い直そう。「赤信号は止まれの合図だ」、「水平線の盛り上がりとかもめの群舞はニシンが来た合図だ」という例を記号の専門家の定義に当てはめれば、確かに「赤信号」「水平線の盛り上がり、かもめの群舞」は記号であることになる。それらは「止まれ」「ニシンが来たぞぅ」といった発話の代りをするものと解し得よう。では「止まれ」という発話、「ニシンが来たぞぅ」という叫びは記号ではないのか。確かに記号だろう。ではそれらはどの「何か他のものの代り」をしているといえるだろうか。実際に動きを力づくで止めることの代りに「止まれ」と言うのであろうか。ニシンを手にもって見せるかわりに「ニシンが来たぞぅ」というのであろうか。そうではない。自動車を力づくで止めることはできないが、「止まれ」といって止めることはできる。つまり「止まれ」と言うことは実力行使の代りではない。また、ニシンを手に持って見せることがそもそも「ニシンが来たぞぅ」ということの合図となるのであって、逆ではない。要するに、私が言いたいのは「止まれ」「ニシンが来たぞぅ」という合図は何かの代りをしているという点で記号なのではなく、コミュニケーションを仕掛けるものだという意味で記号である。それらは受け手の或る対応を見込んで（その対応が引き続き生起するというコミュニケーションの経過を期待して）仕掛ける発話だからである。

こうして記号についても基礎コミュニケーションの場（ヒトーヒトCOMパターン）に立ち返って記述することが有効となる。受け手が何かを記号だとして、あるいは記号らしいとして受けるということは、そこで受け手が記号に向かうという対応姿勢を取りつつ、それに対応することである。「何かを記号だと看做す」という私たちの対応は「仕掛けられたコミュニケーションに応じるという対応姿勢をとる」ことにほかならない。受け手は続いてその仕掛けられたコミュニケーションに応じる合図を返す。それは仕掛けに何らか応じるというかぎりでは「よし」である――応じない合図はない（合図を返さずに無視することが応じないことである）。ただし、そこで仕掛けられた合図の内容に関しての応答としては「よし！」であったり、「ダメ！」であったり、また「嘘じゃない？」、「何だって？」であったりするだろう。そして、内容に関する応答が「よし！」である場合には、仕掛け手が期待する対応が続いて為されることになる。

この文脈に乗せていえば、赤信号は「止まれ」という発話の代りをするから記号なのではない。そうではなく赤信号が「止まれ」と同等の力をもつ、コミュニケーションの仕掛けの合図として社会的に慣習化しているから記号なのである。

では、水平線の盛り上がりやかもめの群舞は、どのようにしてコミュニケーションの仕掛けだと言えるか。既に示したように、基礎コミュニケーションは初めは相手があって習得することであるが、やがては相手なしに、あるいは相手からの現実的コミュニケーションの仕掛けなしに、いわばひとりゲームの過程として為され得るようになる。現に誰かが記号を送ったわけではないが、受け手は何かを記号として受け取るというような場合は、そのようなケースとして記述できる。水平線が盛り上がり、かもめが舞っているのをみて、「ニシンが来た」との合図だという場合、海上でニシンに出会った誰かが「ニシンが来たぞぅ！」と叫んで知らせるように、いわば自然が、水平線を盛り上がらせ、かもめを舞わせるというかたちの記号で、そのことを知らせるというコミュニケーションを仕掛けてきたと看做して、受け手はそれに応じて網を張る（つまりその仮想の合図の送り手がその合図によっされる。

て期待する応対をする）のである。こうして、このような場面では「水平線の盛り上がり、かもめの群舞」は「ニシンが来たぞぅ」という言葉による合図と同じ力のコミュニケーションの仕掛けと看做される。

こうして私は記号を次のように定義することになる――記号とは、それによってコミュニケーションが仕掛けられていると看做されるもののことである。

――あなたが挙げた例については、コミュニケーションの仕掛けになるような記号であることを認めるとしても、記号一般が同様に処理できるだろうか。

同タイプの仕掛ける合図でも多様の対応が見込まれ得る　その点に辿り着くために、もう少し私の挙げる事例に付き合っていただきたい。「煙は火の記号である」という場合、煙を火の記号として理解する受け手は煙をみて「火だ」という発話がなされる代りに、煙を提示するという合図が為されていると解している。これもまたコミュニケーションを仕掛ける合図だ。では仮想された送り手は、受け手のどのような対応を期待しつつ煙という合図を送っていると看做し得るだろうか。それは「火だ」という発話が、文脈に応じて様々な受け手の対応を想定できるのと同じく、多様である。例えば、或る状況・文脈では「火だ！」は避難行動ないし消火活動を見込んで発せられるように、煙を見て火の記号と見る受け手は避難ないし消火へと向かうだろう。また別の状況では「火だ」と言われて暖まるために近付くように、煙をみて暖まろうと手をかざすかもしれない。あるいはまた、「火だ」と言われて、そちらをみて「本当だ、火だね」と同意しつつ眺めて終るだけであるように、煙をみて「火だなぁ」と思うだけのこともあろう。

いずれにしても「火だ」という合図が、火そのものの代りではないように、煙は火そのものの代りをしていると解されるわけではない。煙が代りをしているのは「火だ」という発話である。否、（既に指摘したように）「代りをしている」のではなく、煙は「火だ」という発話と同等の対応を導く仕掛ける合図となる。その意味では煙どころか火そのものが「火だ」との合図となるとも言える。火の手が上がったのを見て、それを「火事だ！」という合図と解する場合がそれである。

個々の語彙はどのようにして記号であるか　――では「「ヒ」は火の記号（signum）である」、言い換えれば、「一音節語「ヒ」は火を表示する（significare）」という伝統的言い回しは正しくないのか。

いや、私は正しくないと主張するわけではない。一般に「火」という語を含む発話をきいて、私達はそれぞれの文脈に応じた対応をする。避難する、消火活動をする、眺める、料理をするといった単純な対応からはじまって、より複雑な様々な対応があり得るだろう。そういった対応の総和と、「火」を含まない発話に応じた対応の総和との差異が、「火」に対応する私の姿勢をそれ以外のものから差異化する点だろう。次章で呼び分けの話をすることになるが、それを先取りして言えば、呼び分けは対応姿勢の差異化に応じているといったことも、このようにコミュニケーションの筋に組み入れられる。この対応姿勢と「火」との関係は、「火」がある差異化した対応姿勢の代りをするという関係ではなく、「火」という発話が、ある差異化した対応姿勢を見込んで為されるようなものとして差異化しているという関係でこそある。「火」は仕掛ける合図を構成するものとして、かつそれに応じた対応姿勢は仕掛けられたコミュニケーションへの対応を構成するものとして位置付けられる。そして火というものはまさに「火」に応じる対応姿勢を取る私がそれによって対応している対象にほかならない——火とそれに対する対応姿勢とは表裏一体なのである。このような意味で「「火」は火に対する私の対応姿勢の記号である」のだ。このような記号の使い方は伝統にも一致する。それに従えばAがBの記号である（AはBを表示する）とは「AがBの認識をもたらす」ということであって、「代りをする」ということではなかった。[5]「認識をもたらす」をより広く、「対応姿勢をもたらす」とパラフレイズするならば、以上の話になる。またここで、語が表示するのはものそのものなのか、概念なのかといった伝統的枠も解消する。概念とものとは、ある差異化した対応姿勢と、その姿勢を取るときに私が向かっている相手という表裏一体の関係として記述されるからである。

記号を越えた存在・ことばに与かる存在　こうして私たちが記号を使って生活しているのは、コミュニケーションをする存在であることによる。先に私たちは合図を越えた存在であると言ったが、ここではそれを一般化して、コミュニケーションの成立によって私たちは記号を越えた存在となっている、と言い直そう。これに対し、コミュニケーション進行の合図を欠くような存在においては、高度の記号が使われているように外から見えたとしても、そのやり取りは刺激と反応としても記述出来る。言い換えれば、そのような存在者は記号を越えておらず、記号を使ってはいない。彼らは記号の流れの中で生きているとしても、記号に流されているだけである。しかし、私たちは記号が流れ行く生活を、流れを越えた場所に立って把握し、記述出来る。また、コミュニケーションをコミュニケーションと看做してそれに参加している。

だが、私はここまで考えて来て、「私たちはコミュニケーションを越えた存在だ」と記述しようとは思わない。私たちは記号を使う。だが、その記号がそこに遡源するコミュニケーションを私たちは使う、のではない。――私がこう言い始めるのは、以上の文脈においては〈コミュニケーション〉ということで、人間同士が向かい合って言葉と振る舞いのやり取りをする過程を指して来たが、同時に〈コミュニケーション〉はもっと別の仕方で記述することも出来ると思い続けて来たからだ。すなわち〈コミュニケーション〉は、それに参加する人間同士が横に並んで、何かに向かい与かることでもある。同じ釜の飯を食う、一緒に音楽を聞くという時、参加する者は同じ食事に、同じ音楽に与かっている。そのように、私たちが向かい合って、言葉と振る舞いのやり取りをする時に、私たちは共に一つの場に参与している――その場を私は〈ことば〉と呼ぼう。

ここから〈個と共同〉というテーマに立ち帰っていえば、この〈ことばに共に与っている〉という在り方が、個であることと共同の生を生きる者であることを実現させているのである。

I　ことばと価値

第2章　語彙のネットワーク

前章で〈コミュニケーション〉の素性を検討し、私たちを〈共にことばに与っている〉在り方をしたものとして捉えた。この把握を基礎にして、本章以下数章において、臨床現場における〈価値〉の問題への基礎付けに向かう。私たちは、私たちがことばを使う場面において、言葉と振る舞いの文脈が構成され、かつ文脈によって個々の発話なり身振りなりの役割が決まるものとして、言語を理解しようとした。それを踏まえて、以下ではまず、私たちが語彙をもっているということ、そのなかから状況に応じて単語を選んで何かを語るということを分析する。まず、語彙によって私たちは事物を分類し、呼び分けるということがどういうことであるかを、検討する。その上で、そうした語彙の事例として、存在と価値を語る語群の分析に向かう。

2・1　対応姿勢の差異化としての分類ないし呼び分け——オノマ論

私たちはなぜ、例えば人間を〈人間〉として他のものから区別するのであって、決して、〈今私たちが差異化している〉人間と猫とをひとまとめに例えば「ネト」と呼んで、これをイヌをはじめとする他のものと区別するということにはならないのだろうか。一般的に言い換えれば、私たちはどのようにして分類ということをするのだろうか。世界の側にもともと存在する類種を私たちが認識するのだと君は言うだろうか。あるいはその反対の極にある主張、分類は全く私たちの恣意的な作業だと言うだろうか。これらの答え方は、少なくとも私たちの側からは、分類の「どのようにして」に答えていない。つまり、どちらの主張も分類する私たちの側からことを記述せず、むしろ世界の側と言語とを等分に見比べて、前者が後者の原因だと、あるいは後者は前者に全く依存していないとする主張である。つまり、それらは分類するという営みの哲学的記述とはなっていない。

対応姿勢の差異化　そこで、分類する当事者の側から「どのようにして」を記述しよう。確認したいのは「私たちの対応、振舞の仕方、いわば対応する姿勢のタイプの差異化に応じて、または、応じるように、対象ないし状況（私たちの前に現前している事）が差異化し、これに違った名が付けられるのだ」ということだ。「これはフグ、それはアジ」と区別し、「トロ」「赤身」等と様々な名があるのは、それぞれに応じて違った対応をするような生活様式のうちに私たちが生きているからである。

つまり、私たちは相手が人、猫、犬のどれであるかによって、対応の仕方を区別しているからこそ、これら3つが呼び分けられもする。同様に、トマトが果物ではなく野菜に分類されるのは私たちのトマトの使い方に応じている。つまり私たちはトマトを主として食事の際のおかずないし調理材料として利用しているからこそ、「野菜」としている。道具の場合、私たちはまさに、それを如何に使うかという対応の違いに応じて分類している。自然物の場合にも、それを如何に利用するかが分類の基準となる。

従って、「昔の人はクジラは魚であるという誤った考えを持っていた」と私たちが考えるとすれば、その考えこそ誤っている。自然と向き合った原初的な生活において「さかな」と「けもの」はどのように分類されていたかを考えてみるがいい。山野を彷徨し「狩る」対象が「けもの」であり、海や川に出て行って「漁る」対象が「魚」ではないか。山幸彦と海幸彦の物語を引用するまでもなく、この二つの営みは当事者によってははっきり区別されている。この限りでは、クジラ（鯨）のみならずイカもカニも〈さかな〉であって少しもおかしくない。確かに私たちには、これとは別に生物分類学という観点がある。そこでの脊椎動物の中の「魚類」と「哺乳類」の区別の仕方を適用すれば、確かに「クジラは魚ではない」。だが、この分類の仕方を原初的生活における「さかな」と「けもの」に押し付け、混同し、「昔の人は誤っていた」という権利はない。また生物学的分類のほうが、生活に根ざした分類よりも優れているという根拠もない。私たちだって、ある文脈では今も鯨を魚として扱っているではないか（捕鯨は今でも漁業の一つである）。

分類の細かさ　このように記述すれば、また、細かく対応の仕方を変える必要のないものごとや、自分達に関わりないもの、利用しないものは背景として大まかに分類されるという事情も理解出来ることになる。生活の中で目標になる山や木には固有名が付けられるが、ただ背景にあるというだけのものは「山々」「木々」で済む。また「食べられる草」「毒になる草」にはいわゆる種名が付けられるが、特に対応の仕方を区別する必要のないもの、すなわち人間が特に利用するわけではない草はただ「草」という名で呼ばれるだけである。その限りでは「「名もない草」はない、「名も知れぬ草」とい うべきだ」とだれかが随筆に書いている言い草も正しくない。生物分類学という観点を横において言うならば、いま述べた次第で、「名もない草」はあっておかしくない。それは「草である」という以上の細分化された対応を要しないものなのである。ただし、それにも「草」という名はあるのだから、正確には「「草」という以上の名はない草」と言うべきだろう（もっともこんな理屈っぽい規定をしたのでは随筆にはならないだろうけれども）。

個体と種　個体がほとんど問題にならず、ただ種として把握されるだけのもの（マグロ、ゴハン等）と、個体が問題となるもの（もちろん、如何なる種であるかは当然把握されている：ソクラテス、猫のモンチ、朝びらき丸、つらぬき丸等）との違いも同様に理解され得る。米粒は確かに一つ二つと数えられるものであり、個体であるには違いないが、「これはコメタロウ、これはコメコ」などと呼び分けはしない。しかし私たちの文化においては「米」と言うだけにとどまらず、「ヒトメボレ」か「ササニシキ」かという区別をする。これも米の品種によって対応の仕方を差異化するからこそそのことである。これに対して、人については「誰であるか」を区別する際に、私たちは対応の仕方を個体毎に差異化している（少なくとも、私たちが現に応対する相手については）。「この借金はAからしたのであって、Bに返してもしようがない」云々というように。しかし相手が蚊である場合には、「あの蚊（個体）に刺されたから、この蚊を殺してもしようがない」といった個体別の応対はしない。また、人間を相手にする場合でも例えば「敵」と「味方」という区別以上の、個体毎の対応の区別をしない文脈では固有名なしでことを運ぶことになる。

生活において成立する分類　要するに、名付けることによってものは分類される。しかしそれは、「分類があるから人はそれを認識する」のでも「分類はないが人がそれを創る」のでもなく「生活に根差した実践的関心からいって分類が必要であるがゆえに分類が出来る」ということなのである。従って、如何なる音を名として採用するかは全く規約的（conventional）であるとはいえ、如何に分類するかは単に規約的であるのではなく、現実の生活によって規定されている。

以上、対象の側に分類があるということを、私たちの側に対応姿勢の差異化があるということに還元する議論をした。「対象の側に分類がある」というのは、そう私たちが見ていること、つまり「対象の側に分類を見出している」ということだ。だからこれは、以前に「行為者の状況把握と状況への姿勢とは表裏一体だ」（清水 1997：第1章）といったことの単語レベルでの再確認でもある。

網の目の張り方としての分類　結局私たちは分類をし、呼び分けることによって、世界の中で私たちが相対する様々なものへの私たちの関わり方を差異化し、かたち付けている。言い換えれば、分類する言葉の網の目を張りつつ、私たちは私たちを取巻く世界への姿勢を整えている。

ここで語が、言葉のネットワークの中で占める位置は、同じ日本語を使うからといって、その範囲で全ての人に共通だとは限らないということを付加しておこう。非常に基本的な語はほぼ全ての人に共通のネットワーク上の位置を占めているだろう。しかし、例えば「癌」という語の周囲のネットワークは、医療の専門家と素人とでは大分異なるだろう。そういう場合、例えば正しい病名を告げることは、それだけでは必ずしも患者に正確な状況把握をもたらすことにはならないのである（清水1997：第５章）。

２・２　存在を語る語彙——レーマ論

前節でしたことは、何かを世界から切り取って私の前に引き出してくる手続きの話であり、いわば〈オノマ〉（名前）論であった。それに引き続いては名を呼んで引き出してきたものについて、何かを語る時に使う語彙についての考察があってしかるべきだろう。ここではまず手始めに、存在を語ることについて考えよう。

〈存在〉が根差す日常的語彙　存在を語るといっても、小難しい哲学めいた論をはじめるわけではない。〈ある〉の文脈上での機能——聞き手の確認を誘発するといった——に目をとめて、その原初的用法を分析することを通して、〈存在〉へのアプローチをしようというのである。〈存在〉といういわば抽象的概念からではなく、それが根差しているはずの、日本語を母国語とする私たちにとって身近かな、〈ある〉をはじめとする日常的用語の使い方を確認したい。

〈ある〉「…がある」という表現はどのような文脈で使われるかというと、複数の人間がことばと振る舞いのやりとりをしているなかで、わざわざ〈ある〉ということを言う状況は、例えば次のような場合であろう。

「おかあさん、僕のお財布どこにいっちゃったんだろう。見つからないよぅ！」
「そこの棚の上に〈ある〉よ！　よくみてごらん」
「ほんとだっ！〈あった〉、〈あった〉」

この場合、「財布は棚の上にある」とは、財布を探している者に向かって、「棚の上を探してみよ、そうすれば財布を見出すだろう」と言っているのであり、探して見出した者は「あった」（「ある」ではなく）と言う。様々な事例を同様に考量してみるならば、一般に、〈事物xは（が）場所yにある〉というのは〈場所yを見てみよ、そうすればxを見出すだろう〉と、語り手が相手に語り掛ける場合に使われることが認められよう。〈ある〉と語り掛ける際に、相手はすでに探し始めていることもあれば、また語り掛けが探求をうながすこともあるが、いずれにせよ（多くの場合どこか場所を指定して）「探せ、さらば見出さん」と働きかけている。

〈ある〉と〈いる〉 〈ものxが場所yにいる〉もまた、〈場所yを探せ、そうすればxを見出すだろう〉という語り掛けに違いない。では、なぜxに入るものに応じて、時には〈ある〉を、時には〈いる〉を使い分けるのだろうか。「動物には〈いる〉を、それ以外には〈ある〉を使う」と説明したところで、それはなぜ使い分けるのかを明らかにするものではない。むしろこう考えられるのではないか——〈ある〉や〈いる〉が根差す、〈探す〉ことのかたちにふたつの区別ないしパターンがあるのであって、そのどちらのパターンで探す文脈かに応じて、〈ある〉を使うか〈いる〉を使うかが差異化する。探し方の二つのパターンは、〈採る〉と〈狩る〉として特徴付けられる。家の中で財布を探す、森の中で木の実を探す、という探求と、クワガタムシを探す、鹿を探す、人を探す、という探求との間を分けるということである。相手が動く場合とそうでない場合で〈いる〉と〈ある〉を使い分けるという結果になるのは、それぞれの場合で探し方が違うからである。いってみれば、日本語には、人々が生活の糧を得るために、自然に向かう原初的な二つの作業である〈採集〉と〈狩猟〉の差異が反映していることになる。

ともかく、〈ある〉と〈いる〉は、人間同士の言葉と振る舞いのやりとりのなかで、〈探してごらん、見出すから〉と探求を促す際に使われる。それは探して見出すという活動とともに、人間にとって最も基本的なことであって、だからこそ私たちが、最初にこの語の使い方を習得したゲームである「いないいない、ばぁ」も、また、もうすこし大きくなって出来るようになった「かくれんぼ」も、探して見付ける遊びだったのだ。また、〈ある〉がこのような使われ方をするものであるからこそ、「なりなりてなりあわぬところあり」[1]と言われれば、聞き手ないし読み手は、「どれどれ、…なるほど」と確認しようとする応じ方をしてしまうのである。

〈でる〉　では、探して見出す場面以外には、存在に対応する語はないかというと、そうでもない。例えば〈でる〉もまた、振り返って考えれば私たちが〈存在〉として理解していることに応じている。おばけ、ヒグマ、山賊等々は、文脈によっては「いる」ではなく「でる」と言われる。一般に、探したのでもないのに、向こうから勝手に現われてくる可能性を予告ないし警告する場合に、〈でる〉が使われる（実際に現れると「でたっ！」という）。月が「でる」ものであるのも、この語の文法に適っている。月は探しに行くものではなく、立って、座って、あるいは寝て（現れを）待つしかないものだからである。

〈会う〉〈出会う〉　人は「いる」ともいわれるが、むしろ〈会う〉相手である。私は誰かに会う時、相手を見出すだけではなく、同時に相手によって見出されもする。そこが〈ある〉や〈でる〉との基本的な差異であって、そのためにここではもはや、その相手だけを取り立てて、それについて何かを述べるというわけにはいかず、「私は…に（と）会う」と言わざるを得ない。〈会う〉は、訪ねて行って会う場合のように、ことに探して見出し・見出される状況で使われる。探したわけではないのに見出し・見出される場合を特に切り出す際には（「でる」と対応するかのように）「出会う」という。

以上で〈存在〉を語る語についての検討は終ったわけだが、ついでにもう少しだけ「小難しい」話しに立ち入るところに付き合っていただきたい。

根拠としての存在を問う　〈存在〉を問題にするとき、私たちは以上挙げたような日常の言語的振舞いのなかに登場する語彙に根差すこととして、この用語を理解するしかないが、しかしまた、〈存在〉として語る文脈はもはや、探すとか尋ねるといった現実の行為の場を離れたものでもある。現実の行為の場を離れる、ということは、事物が探し出されたり、出現したり、またそれと出会ったりするということが起こることの根拠の場面に私たちの視線を移すということであろう。「なぜ、財布は棚の上を探せば見出されるのか」あるいは一般に「なぜ探すと何かを見出すということが成り立つのか」と問いを発してみよう。それに対して「財布が（一般にものが）そこに〈ある〉からだ」と答えたとすると、そのとき、〈ある〉はもはや〈探すならば見出される〉ということ自体ではなく、そのことの根拠となる事態を指すことばである。ここで〈ある・いる〉も〈でる〉も〈会う・出会う〉も、その根拠となる事態を共通にするという考えが、その根拠を指すのに共通に〈存在〉という語を使う結果を生んでいる。根拠は差し当っては、財布（一般にもの）の存在である。

しかし、さらにそのような存在するものの存在の根拠を問うこともできる。そして、その根拠を指すのにまた〈存在〉が使われる。

右の答え方においては、私は〈存在〉を向こうにし、これと対峙している。しかし、また先の根拠への問い「なぜ探すならば見出す等々のことが成り立つのか」に対して、「私が探し、私が見出しているからだ」と、〈私〉の側に視線を向ける途もあろう。〈存在〉は私によって見出されるもの、ないし私に対して己を顕してくるもの、また私が根本的に出会うはずのもの等々である。そうであれば、私に向かい、私のあり方を問うことによって、その私が対峙する存在の何たるかに触れることが可能であろう。私に向かうとは、私を探し見出そうとしてである。だが、私が私を見出すとは、確かに同時に私が見出されることであって、そのとき私は自己に〈会う〉こととなろう。このようにして、私を問い、自己に向かうこと自体が存在探求の様相を帯びる。

――何やら小難しいことを口走っているようだね。で、どうなのか？　根拠を問うとどうにかなるというのか？　そのご利益は？

解答1　御利益はない。そもそも根拠を問うという道行きが怪しいのであり、さらにその根拠を〈存在〉と呼ぶことによって〈ある〉等の原初的用法から逸脱した用法を忍び込ませるという、詐欺紛いの手法で〈存在〉を有り難く祭り上げているだけだ。私たちがすべきなのは、〈ある〉等々の原初的用法に即してのみ〈存在〉を理解することであり、そのようにして詐欺紛いの偽問題を偽問題と喝破することである。

解答2　解答1のように言われるのは先の存在への入り込み方がまずかったからだ。「財布がある」からはじめて、その根拠へと向かったのは、単なる理論的好奇心からにすぎず、根拠を問う必然性を欠く状況においてであった。だが、例えば「私は過ぎ行くものであり、すべては空しい」と思い至って、「そうした私の存在に何の意味があり得るのだろう」と疑う時にこそ、根拠へのまっとうな途が拓かれ得る。あるいはその途は「いのちは闇のなかのまたたく光だ」とのナウシカの叫び（宮崎駿『風の谷のナウシカ』7）に至るものかもしれない。私たちの〈ある〉は、無の闇のなかの瞬きのひとつに過ぎないとしても、否、過ぎないからこそ、まさに〈ある〉であり、それゆえにこそ私たちは、悲しみといたわりを知り得るものなのではないだろうか。解答1で終らそうか、解答2を付け加えようか、私は迷っている。

——その話を続けると、本書の筋からどんどん離れてしまいそうだ。この辺で打ち切りにしたまえ。

2・3　価値を語る——レーマ論（続）

名を挙げて呼び出したものについて何かを語る際の語彙にはさまざまあるが、特に前章で挙げたコミュニケーションの進行に関する合図に由来するものが、本書のテーマと深く関わっているので、取り上げておく。

すでに指摘したように、この〈コミュニケーションの進行に関する合図＝メタ合図〉があるかないかという差異が〈ことば〉の成立にとって決定的に重要である。加えて、以下で示そうとしているのは、この合図こそ価値ないし評価することの起源であり、また行為の成立もこういったメタ合図を含むコミュニケーションに基づいている、ということである。

2・3・1　言語ゲームにおける〈よい〉

個々の発話ないし語彙に対するコミュニケーション・パターンの原初性　まず、〈基礎コミュニケーション・パターン〉（＝ヒト—ヒトCOMパターン）と呼んだものについて、このようなことばと振舞いのやりとりは、より複雑なコミュニケーションに対してそれを構成する要素として基礎であるばかりでなく、言語というものの成立に対してもまた基礎をなすのだ、という点を確認しておきたい。それは一三頁の図Bのようなパターンであった。

私が言いたいのはこういうことである——こういったやりとりのパターンに先立って個々のことばや行為に意味があるのではなく、むしろ、この言葉と振舞いのやりとりの中で、ことばの意味ないし用法が決まるのである。この点でこのパターンをひとつのゲームに比して言語ゲームと呼ぶことも出来るだろう。(2) 私たちがことばを習得したのも、かかることばと振舞いのやりとりを習得することを通してであったに違いない（そうでなければ、どのようにしてことばの使い方を習得することが可能であろうか）。例えば、図Bのbおよびcは語「よい」に関連した言葉によってなされることが多い。しかしそれはゲームに先立って「よい」の意味があり、その意味に照らして、この位置に「よい」という語が使われることが適切だから、というのではなく、逆に「よい」の基本的な意味はこういうゲームの中で「よい」の発話がいかなる位置を占め、いかなる役割を果たしているかということによって決まるのである。言い換えれば、「よい」ということの理解に先立って、このゲーム全体を理解すること、ないしゲームができるようになることが必要である。また、図のaにあたる「要求」ということがいかなることなのかの理解も、このゲーム全体の理解に先立ってあるわけではなく、逆にゲーム全体を理解した上で、そのゲームにおいて占める位置として理解される。さて、cでなされる発話を「よい1」、bでなされる発話を「よい2」として、以下「よい」という価値の成立および、行為の成立についてのお伽話をしてみよう。

これはことばについて白紙の状態の幼児が如何に「よい」ということを、また行為を習得するかというお話です。(3)

お伽話『「よい」の学び方』

欲求ゲームにおける〈満足の「よい」〉　はじめは自分の状況に応じて（と周りの私たちは解釈するのですが）泣き、また静かになるという反応を繰り返すのみだった幼児は、それに応じる母親の応対を通して、やがて、このゲームのSの側に立ってゲームをすることを学びます。すなわち、「欲しがる」こと——空腹、気持悪さ、痛みを訴える等はみな、何かを（して）欲しがることです——を習得するのですが、それは「満足する」ことと込みで学ぶことです。一三頁の図Bをご覧下さい。「泣くという反応をする」のと「欲しがる」のとの違いはどこにあるかと言えば、a－＊－b－cというパターンを把握した上でa（＝欲しがる）を仕掛けているかどうかにあるのですが、それはaを仕掛ける時にc（＝満足する）に至る経過を見込んでそうすることにほかなりません。例えば、「痛いよぅ」と訴えることは、そうすることが訴える相手の何らかの応対とその結果としての「痛くなること」を見込んでいてはじめて「痛みを訴える」ことと言えるのです。このように、幼児は欲求と満足とを対として、このゲームをS側から習得するという仕方で覚えるのです。Sの位置にある幼児側から見た基礎コミュニケーション・パターンを特に〈欲求ゲーム〉と呼ぶことにします。

幼児はここで「よい」と言うことを学びます。それは「欲しがり－対応してもらい－満足する」とこのゲームを説明する際の「満足」と呼ぶ位置にでてくる「よい」ですから、〈満足の「よい」〉と呼ぶことにします。ただし言語表現としてはこの位置(c)で必ずしも「よい」と発話されるわけではなく、「ありがとう」「ごちそうさま」「うん、これでいい」といった言葉になるわけですが、私がこの満足の表明を「よい」という言葉で総括することに、あなたは（あなたの語感からいって）賛成して下さいませんか。

さて、このように幼児は誰かを相手にして欲求ゲームを習得するのですが、やがてここから進んでさらに、この欲求ゲームの発展として、ゲームの進行においてRすなわち母親等が行っていた行為の部分を、S側の幼児自らが行うようにもなります。すなわちいわば〈一人ゲーム〉へと展開するのです。その場合にも、何かをしたいというところからゲームが始まり、自分で行為をし、「うん、これでいい」としてゲームを終える（この場合は「よい」という言語表現が実際に使われることが多いのです）というかたちで基礎コミュニケーション・パターンが保たれています。ここに欲求に始まる行為の成立があります。

このようにして、欲求に発する行為が実は言語的コミュニケーションの成立を前提にして成立し得るものである、と私は主張する。この主張はまた、私たちが問題にしている「行為の当事者による記述」が行為のかたちにとって決定的であることを裏付けるものでもあることに、あなたは気付いているだろう。

——そしてまた、凡そ行為は欲求に発するものだということも説明しようとしているのだね。

いや、そうではない。まだこのお伽話は終っていないのであって、この続きで私は逆に、欲求に発するのではない行為があることをこそ示すつもりでいる。

お伽話『「よい」の学び方』2

命令ゲームにおける〈誉められる「よい」〉　また幼児は逆に、Rの側に立ってこのゲームをすることをも学びます。それは親の依頼ないし命令に応えて行為をし、親から誉められ、または感謝されるというパターンを学ぶことですが、その場合にも幼児が命令ないし依頼ということを理解することは、このゲーム全体を理解することなしには成立しません。従ってまた、命令と誉められることとは込みになって理解されることなのです。R側に立って学んだこのゲームを特に〈命令ゲーム〉と呼ぶことにしましょう。

幼児はここで「よい」と言われることを学びます。「よい」の位置は通常親が子を誉める発話に当るので、これを幼児の側から言って〈誉められる「よい」〉と呼ぶことにします。とはいえ、具体的には「そう、いい子ね」「ありがとう」「はい、それでいいよ」などと言われてゲームは終わるのであって、すべての場合に「よい」が表にでるわけではないのですが、これらを総括して私が「よい」と言われてゲームは終ります」と言っても、あなたの語感はそれを認めてくれるのではないでしょうか。

このR側に立ってなすゲームについても一人ゲームへの発展があります。そこでは、具体的な依頼・命令がなされない場合でも「この状況ではこうすべきなのではないか」と考えることから始まり、行為をし、「これでよいのではないか」と考えてゲームが終わる、というような具合になるのです。この場合の「これでよいのではないか」は「〈よい〉と言われるのではないか」ということにほかなりません。例えば、或る人々が「義務からの行為」などと呼んでいるものはこの部類に属すると私は言いたいのです。

仕掛けられたゲームを受けて立つ際の〈愛でる「よい」〉　基礎コミュニケーション・パターンのbに位置するのは、ゲームを受けて立つ合図であり、従ってまた行為開始の合図であるといってもよいわけですが、これも「よい」と言うこととして総括できます。子の欲求に応じて母は「よしよし」といって、子のためにする行為を始め、また子は母の「…してよ」という依頼を「いいよ」「はい」などと受けとめて行為を始めます。そういうときに表われる「よい」がこれです。このような〈よい〉を〈愛でる「よい」〉と呼ぶことにしましょう。赤ん坊を抱きながら「よしよし」と言うのも、この「よい」に由来していると考えられます。私の見るところでは、それは「よしよし」と語り掛ける相手であるその子の要求に応じる（すなわち仕掛けられるならば、いつでもゲームを受けて立つ）準備をした態度で、その子に対していることを示すのです。

私たちはここでも「よい」と発話するとは限りません。「はい」「わかりました」というような表現であることもあれば、何も言わずに依頼に応えることもあります。しかし、実際に言葉をどう発するかにかかわらず、〈よい〉と相手を受け止めることが行為に伴ない、行為の始まりになっている場合に、それは相手の求めに応じて為す行為です。というのは、このゲームの限りでは、「よし」とゲームを受けて立ち、相手の依頼に応じる行為を始めるときに、Rは自分の欲求を達成する手段としてその行為をするのではなく、ただ語り掛けられ、求められたということの故に、Sのためにその行為をし始めているからです。

このゲームのRの立場で発展したかたちとして、Sが実際に何かを求めてゲームを仕掛けてこなくても、「Sにはこうしてあげることが必要だ」などと考えて、行為を始めることがあります。それは、もしSが自分に必要なことを求めることが出来るならば、こう求めるであろうと考え、ゲームが仕掛けられたものと看做して、それに応じるべく行為を始めることに他なりません。そのような態度でSに向かい、これに応えようとする態度が、Sを愛するということではないでしょうか。〈愛でるよい〉と呼ぶのは、相手を受けとめる「よい」がまさにそのような態度を示しているからです。

最後に、以上のお話は「悪い」「だめ」について同様の語りをすることによって、さらに本当らしくなるはずですが、ここではごく簡単に結論を述べるに留めましょう――「だめ」はcの位置で為される場合、相手がした応対ではゲームは終らず、もう一度はじめの要求等（a）を仕掛けることの、またbの位置では、相手のaをコミュニケーション自体の仕掛けとしては受けた上で、その内容に応じられないことの合図です。これに対し「悪い」はこのような原初的場面での非記述的合図としては登場しません。どうも「よい」が記述的に使われるような場面で、これの対語としてははじめて位置を持つようなのです。

このようにして、基礎コミュニケーション・パターンを基にして考えて、そのS側にたって一人ゲームをするのが欲求から始まる行為だとすると、R側に立ってゲームをする場合（この場合は一人ゲームに限らず行為をするのはRなのだが）、Rの行為は、自分の欲求に始まるわけではないということになる。倫理的判断の伴う行為は「命じられている（禁じられている）」からやる（やらない）といったパターンのものであってこの類に属するなどと応用しようと思っているわけだが、その展開は別の機会に委ねよう。

ついでに断わっておくが、通常の行為は、またコミュニケーションを伴いながらの行為も、必ずしもこういった単純なものとは言えないことを私は分かっているつもりだ。しかし、その複雑さは結局これらの単純な要素が複合したものとして分析出来るだろうとも思っている。例えば「お使いに行ってきて」と言われた子供は、必ずしも単純にR側の役割を引き受けるとは限らない。そこで「行っても良いけれど、その代りお小遣いくれる？」などと取り引きを始めることがある。その場合子供は自分の欲求を満たすという文脈に、依頼されたという状況を組み込んで、さしあたってのRの立場をより広い文脈でのSの立場の下に入れ込もうとしている。このようにして、この子供のすることをいくつかの基礎コミュニケーションの複合として分析出来ると私は考えているが、これもまた詳しくは別の機会の話としたい。

2・3・2　価値〈よい〉の起源

――ここに価値の起源があるという話はどのようになる？

まず、価値というのはもっとも広く、また分かり易く言えば「よい」ということだ。この〈よい〉ということは一般に、基礎コミュニケーション・パターンにおけるゲームを受けて立つことの合図bである〈よい2〉、およびゲーム終了の合図cである〈よい1〉に基づいて理解される、と私は主張したい。すなわち、「よい」ということを巡る英米系哲学の議論の中で言えば、私は「よい」は非記述的語である（すなわち、何らかの事実を述べる語ではなく、もっと別の使われ方をする語である）という立場に立つことになる。(4) より正確には「よい」はその起源から言って非記述的語であり、そこから記述的用法が派生してきもする、と言うことになる。「起源から言って非記述語だ」ということは以上でお伽話として語ったので、ここでは通常の「よい」がみなこれに由来するものとして考えられるという点を追加しておこう。

〈よい〉が何らか記述的な機能をもち、「Xはよい」「よいX」と言われるときに、それがXの性質について何らかの情報を与えるものとして使用される場合、またさらに別の非記述的機能を果たすことになる場合の用法も、基礎コミュニケーション・パターンにおける非記述的用法に基づいて以下のような仕方で説明できる。

例えば、「この苺はよい（いい）」と言うとき、私たちは何を言っているかを考えてみるならば、この「いい」は〈満足のよい〉に由来することが了解される。「いい苺」とは〈食べた結果、満足して「よい」と言う〉ような苺について言われるのであり、すなわち「いい」は「食べるならば満足するであろう」という発話者の判断、またはある場合には「既に食べたところ満足した」という報告に使われている。

従って、「いい」はまたその苺について「新鮮で甘い」といったその記述的な諸性質の情報を、聞く人に与えることにもなる。逆に場合によっては、「新鮮で甘く、確かなルートによって入手した」ことを理由にして「いい」ということもある。だが、その理由はあくまでも「食べれば満足するであろう」という判断の理由であるがゆえに「よい」の理由となり得るのである。「自分は食べて満足した」ということも「他人も食べれば満足するであろう」ことの理由となり得る。それゆえ「この苺はいいですよ」と自分が食べた苺を人に薦める場合にも、その「いい」は「自分は満足した、従って他の人も満足するであろう」という情報を含むことになる。またかかる情報を含むからこそ「Ｘはよい」が〈推薦〉という言語行為に使われ得ることになるのである。

「よい車」も「よい苺」と同様に、満足の「よい」である場合が多い。しかしまた、何らかの公的に定められた基準を満たしているというので「よい」と言われる場合がある。その場合は命令ゲームにおける〈誉められる「よい」〉に由来すると解し得る。この場合は基準が命令に該当するのである。

「よい人（いい人）」の「よい（いい）」は、「付き合ってみて満足できるような相手」という場合（満足の「よい」）、「人間として有るべき姿（これは人間に対する命令として記述できる）になっている人」という場合（誉められる「よい」）に加えて、愛でる「よい」に由来する場合がある——「私のいい人」という場合、それは「私」が注目し、その人の求めになんなりと応じようという態度で向かっている相手のことを指している。

以上の例のような具合にして、その他の「よい」も基礎コミュニケーション・パターンにおいて用法が決まる〈よい1〉または〈よい2〉に由来するものとして説明し得ると私は見込んでいる。いわゆるメタ倫理学としては、「よい」に言及した以上、「正しい」、「べきである」についても論じるべきところである。以下にごく簡単に分析の要を示しておく。

2・3・3　倫理的判断に関わるその他の価値語

ただしい　これは命令ゲームに由来する語である。「ただしい答」は「問いに答えよ！」との命令に適切に応じた答について言われる。さらに、その答の適切さは、例えば、計算の規則に照らして判定される。「ただしい運転」というのも使い方の規則（それは命令形で与えられる）に応じた運転を言う。

日本語の〈ただしい〉は命令として与えられるルールに適合していることを記述する語である。そして、ここに〈よい〉の非記述的性格とのずれがある（この点は right と必ずしも一致しない）。記述する語である以上、〈ただしい〉は命じ手ないし規則の制定者の発話である必要はない。だれでも事柄を対応する命令と比べて「ただしいかどうか」判断することができる。しかし命令に対応する〈よい〉はあくまでも命じ手のことばである。そのため「よいかどうか」に比べ「ただしいかどうか」はより客観的に決まることになる（「その答はただしいとは言えないがよい答だ」）。

「ただしい」はより卑近な語としては「あっている」に相当する。「答はあっている」「運転の仕方はあっている」等。これはまさにルールとの適合を示す。

べきである　命令ゲームに言及するものとして説明できる。何らかの命令を根拠として「べきである」という。一般に言い手は命じ手自身である必要はない。

〈ただしい〉は既になされた事を命令・規則に照らし合わせる状況で基本的に使われるのに対し、〈べきである〉はこれからなされようとしている事を命令・規則と照らし合わせる状況で基本的に使われる。〈べきであった〉と過去の事柄について言われる場合でも、それはその事柄が成立する以前の時点で〈べきである〉という主張が成立していたことを示している。また〈ただしいだろう〉と未来の事に言及する場合でも、それはその事が成立した時点で〈ただしい〉といわれるであろうといっているのである。

〈ただしい〉も〈べきである〉もこのような記述的機能に基づいて、勧告、推薦などの言語行為に際して使用されることにもなる。

美しい と 快い　二人が向い合ってことばと振舞のやりとりをする際のものである〈よい〉に比べて、これらの語が使われる原初的状況においては、二人は共に一方向を向いて何らかの対象に向かっている。そこで〈言葉を共にする〉、従って〈共感する〉ものとしての〈いいねえ〉に、〈美しい〉は根差している。

〈快い〉は基本的には満足の〈よい〉に由来するが、二人で共に何かに与っている状況に由来する〈快い〉もある（これを「美しい〈快い〉」と呼んでおく。単なる〈快い〉と美しい〈快い〉は、単独で「いいかどうか」を決める場合と、二人以上が共に何かに与っていて「いいねえ」という場合との違いである。例えば、一緒に風呂に入って「いい湯だね」「いい湯だね」と言い合うとき、共に同じものに与って、満足を共にしているのである。

以上、いくつかの価値語について、その意味に、語が発せられている原初的状況を記述することによってアプローチする道筋を示した。

第3章　生をめぐる価値

本章は、価値を巡る臨床現場からのアプローチである。医療はどのような価値観を基礎にすべきであるかを、まずは前著『医療現場に臨む哲学』で提示した〈ＱＯＬ〉概念の再検討をしつつ考えるが、さらにそうした価値観を突き詰めた先に、あるいはそうした価値が崩れ去る場面でなおも人間の生の価値をどこに見出すか、見出せるかを問うことになる。つまり、いつか必ず死ぬ人間を、そういうものとして認めつつ、なお「これで良し！」と言える論理が問われるのである。

障害を持って生まれてきた新生児に対して、医療はその障害をできるだけ少なくすることを目指して活動する。その際に医療は「障害はないほうがよい」という価値観の下に動いている。だが、障害の中には治しようのないものや、相当の後遺症が残ってしまうものもある。医療者はそれを目下の価値観の下で〈良くない結果〉と評価し、残念だと感じる。『障害を持つ子を産むということ』という本には、そのような医療者の対応に接した父母の様子が描かれている。(1)――医療者は新生児の両親に対して、子の誕生を「おめでとう」と祝福できない。時には「おかわいそう」と言ってしまう。外見的に目立つ障害である時には、その子を周囲から見えないように配慮することが父母の気持ちを察した振舞いだと思っている、など。

ところが、そうした医療側の行動の一つ一つが、両親を傷つける。「新しい生命がこの世に誕生したのに、だれもおめでとうと言ってくれない――私は何か悪いことをしてしまったのだろうか。他人の目から隠さなければならないような子を産んでしまったのだろうか」。とくに母親は、その子を見、驚き悲しむ状況を経て、受け容れるようになると、どんなに障害があっても、可愛いと思い、その子のためにできることは何でもしようと思うようになる。この子もまた一個の尊い生命なんだ、と思い、他の人々にも、そのことを認め、また、可愛いと思ってもらいたい、と思うようになる。

日本ではよく、子の誕生を待つ家族が「別に高望みをするわけではない。ただ五体満足で生まれてくれればいい」と、望みを語る。それは一般的な共通の価値観であろう。これは医療者がそれに基づいて障害を軽減しようと働く際の価値観に他ならない。だが、今や障害を持つ子の父母となったときに、その子を受け容れることに伴って、それとは別の価値観が発見される――先に挙げた親たちの手記では、そうした価値観の変容がそこここで語られている。

医療者もまた、このもう一つの価値観を持つことが必要であろう。その価値観を持つことによって、父母に「おめでとう」と心から言え、「この子はこの子、何も人から隠す必要はないのよ」と、母の気持ちと一つになった対応ができるようになる。だが、医療者は、医療という活動を続けるかぎり、最初の価値観も持ち続けなければならないのでもある。そうしないで、「障害があったっていいじゃないか」「それは障害というよりは個性なのだ」という価値観に乗り換えて終わりとなってしまったら、そもそも医療活動は成り立たなくなってしまう。医療者に限らず、私たち皆が、この二つを自らの内に共に持つことが必要なのではないか。それが、障害を持つ人を差別しない社会のために求められている。しかし、この二つの価値観を共に持つことはどのようにしてできるだろうか。——もちろん、このように問題を設定する時に、私は今提出した第二の価値観を正当なものとして前提してしまっている。そうであるからには、この前提自体についても吟味しなければならないだろう。

同様のことは終末期医療においても生じる。生活者は通常「元気で長生き」したいと思っている。ところが予後の悪い疾患を持ち、それが進行して、ついに治癒の可能性は医学的にはないという状況になったとする。余命はあまり長くは望めないと判断される。それは「元気で長生き」するのが〈良い〉という価値観からすると、〈良くない〉状態である。緩和ケアはその時に、その最後の日々ができる限り〈良い〉ものとなるように、医療としてできることをしようとする。それは差しあたって今日が、そして明日が、少しでも「元気で」過ごせることを目指すわけだが、結局は死によって「元気で長生き」という価値観からすると良くない結末を迎えるわけである。若くしてそのような状況に至った者にとって、それはさぞ無念なことであろう（私の想像を絶する思いがあるに違いない）。だが、私たちはそれでもなお、その人生はよかったのだと言える視点を見出したいと思うのではないか。若くして死ぬことは、不幸なのか?――若くして死ぬことがそのまま不幸なのではない。そういう状況でもなお、良い生だったといえる人生が有り得るのではないか。そうだと言える視点があるとすれば、それは通常の医療活動が依拠する価値観とは何か別の価値観による。

本章では、このような課題に向かう。まず、初めの価値観について、それがどのようなものであるのかを明確にする。それはＱＯＬという概念についてもう一度はっきりさせることを伴う。次に、もう一つの価値観について考える。そして、その上で、この二つの価値観がどのように共在可能であるかを考えたい。

３・１　〈できる〉こととしてのＱＯＬ

〈Quality of life〉（＝QOL）は一般には、ある生活環境（たとえばあるコミュニティ）がそこで生活する者にどれほどの質の良い・悪い生活を提供し得るか・し得ないかを評価する際に使われる概念である。これに対して医療の現場においても〈ＱＯＬ〉が重要な評価の尺度として使われるようになってきており、この場合は医療の対象となる個人について、その生ないし生活の質を評価するという内容のものとなっている。このような〈ＱＯＬ〉をどのように考えるかについては、前著第2章を中心に既に論じたが、それを補足しつつ、また、本書第2章で提示した価値語の性格についての議論を踏まえた論を付加しつつ、基本的な点を確認し、その上で、右に挙げた第一の価値観と第二の価値観とをつなぐキーワードとしての役割を指摘したい

〈Quality of Life〉(生の質)は、ことばの成り立ちからいえば、生きて活動している人間のあり方に「どのように良いか、悪いか」と問いつつ注目する際に対象となっている事柄である。だが、人間の生の良さといっても、いろいろな次元がある。それらの中で現行の〈QOL〉は〈生が置かれた状態〉の良し悪しを指す用語として位置づけることができる。

〈生が置かれた状態〉は〈環境の中で生きる〉という枠組みにおいて考えられる――生は環境の中で営まれ、その結果に人は満足したり不満足だったりする。ここで、〈QOL〉を生活者の意識面中心に考えて満足度の評価とするか、置かれている環境の評価とするかという二つの傾向が生じている。これに関して、私は前著第2章で次のように提案した。

＊1 〈QOL〉は、生活者が生きる環境の善し悪しの価値評価である。

では、QOL評価の一般的物差しはどのように設定するかというと、現行の評価はその大筋において、生きる環境が改善され、人の生きるチャンスないし選択の幅が広がるときに、「QOLが高まる」としている。つまり、

＊２　ＱＯＬとは、環境がそこで生を営む人の人生のチャンスないし可能性（選択の幅）をどれほど広げているか（言い換えれば、どれほど自由にしているか）、の評価である。

しかし、以上の内ことに第一の提案に対しては、医療現場における現行のＱＯＬ評価の仕方を背景に、ＱＯＬは主観的満足度のことではないか、あるいは少なくともその評価の一部には主観的満足度が含まれてしかるべきではないかという、根強い疑義が寄せられてきた。より広い領域を視野として考えても、ＱＯＬはアウトカム指標として位置づけるべきであり、かつそのアウトカムはまさに生活者が生きた（生活した）結果どうであったかというところに見出されるのが当然だろう、という論点も出された。そこで、以下、ＱＯＬは生きる環境の評価として考えるべきだ、と私があえて主張する理由を、いくつかの疑義への応対を兼ねて挙げておく[2]。

３・１・１　ＱＯＬは環境の評価である

⑴医療現場において採用されている現行のＱＯＬ評価は、身体面、心理・精神面、対人関係等の多面に亙って、当人がどれほどのことができるか、および、快適なあるいは不快な状態であるか（これが満足度と解されているようだ）を本人から聞き取るという仕方でデータをとっている。中にはそうした諸項目の他に、「全体としてあなたは満足であるかどうか」ないし「全体としてあなたの生活の質はどうだったか」を聞くものもある（これは“global QOL”と呼ばれている[3]）。こうして、確かに現行のＱＯＬ評価は、少なくとも部分的には生きた結果の満足・不満足をデータとしている。

しかし、だからといって直ちに、ＱＯＬは主観的満足度を測っているということにはならない。というのは、ＱＯＬ評価の諸方式は皆、聞き取り項目を慎重に設定している。つまり、満足かどうかを聞く際に、何について満足度を聞くかを限定している。つまり、ここで評価の対象となる人が単に満足しているかどうかではなく、何らかのフィルター（公共的な物差しとして設定されている項目）を設定して、ＱＯＬ（と評価する側が考えること）に関わるものと関わらないものとを分別しているのである。また総括的な質問として、「全体として満足ですか」と医療活動の中で聞かれれば、患者は「昨日巨人が負けたから大満足」という要素は自らのなかで捨てて、医療に関わる（と自分で理解する）範囲について、満足かどうかを答えることが多いはずである。

以上、ＱＯＬ評価は満足・不満足をデータとするという時に、「何についての」満足・不満足かを限定しているのだという点を指摘した。

(2) 次に、「何かについて満足する」ということからは、どのような価値評価が帰結するかを考える（これは前章の考察に基づく論点である）。

一般に「よいX」という価値の表現において、Xが乗り物（例えば車）、食べ物（例えば苺）、飲み物（例えば酒）、住むもの（家）等々であるのに応じて、「よい」は、

［乗る、食べる、飲む、住む］ ↓ 満足する

という情報を示している。つまり「満足する」ということから、Xが評価されるのである。では、「生活したところ満足した／生活すれば満足するだろう」ということからは何についての評価が出てくるだろうか。家、住宅地、共に生活する相手、等々——一般的に言えば、「生活する環境」についての評価に他ならない。

いいかえれば、価値評価の多くは（「ほとんどは」と言ってもいいが）、何かについての満足・不満足に基づいて、その何かを良い・悪いと評価するものなのである。したがって、患者の満足度を調べるという作業をするからといって、直ちに「だからQOLは満足度なのだ」ということにはならない。むしろ、「何についての満足・不満足なのか」という調査の項目ごとに、その満足・不満足の対象であるものの良し悪しの評価をしていると考えるほうが理に適っている。そうであれば、それら調査の諸項目全体が対象としているものが、QOL評価の対象だということになるが、それはまさに調査の対象となった人の生がおかれた状態なのであって、それを「生きる環境」と把握することは自然であろう。ただし、生きる環境とは、住宅がどうで、家族がどうといったことだけではない。私の身体の状態、例えば「身体が自由に動かない」ということや「痛みが激しい」ということも、私の生を条件付けている環境のあり方なのである。

(3) 最後に、〈QOL〉はアウトカム指標ではないか、という疑義に対しては、つぎのように応対したい。例えば「私は快適に生活してます」はアウトカムを語っており、「色々なことがやりやすい環境です」といえば環境について語っている、ということになるだろうか。では、両者はどう違うだろうか。別の例を提示しよう――「今日のおかずはおいしかった！」は私の満足の表現であると同時に食事ということに注目した環境についての評価でもあって、両者は対になっている。このように「満足だ！」から「何が？」「何に？」と限定しようとすると、生きる私について語ることと環境について語ることとが対になって表現されるのである。したがってもし満足したかどうかにアウトカムを求めるべきだというならば、そしてその際に「何に満足したのか」を適切に規定すべきだという点を認めるならば、ある環境についての満足というアウトカムは、その当の環境というアウトカムでもあるとしなければならない。

何についての満足かを適切に規定しなければならない理由をさらに挙げれば、次の通りである。「アウトカム」とは、何らかの働きかけがあったうえでの、その成果ということであろう。医療の現場では、例えばある抗癌剤を投与するということがあってその成果をみるというようなことである。そのアウトカムの一つとして患者自身に聞き取り調査をするときには、決して無限定にただ満足しているかどうかを聞きはしない。無限定に聞くならば、患者は自らのその時々の関心に応じて、（今日は阪神が勝ったから）「大変満足だ」などと答えるかもしれない。したがって、「痛みや吐き気はどうか」とか「いらいらしがちか」などと聞く。つまり抗癌剤が患者自身の感じる身体の状態（＝環境）にどういう良いあるいは悪い影響を与えたかを見ているのである。このようにして、何らかの働きかけに対するアウトカムを見る時には、その働きかけが影響を与えたと思われる点について調べるのであって、ＱＯＬについてもその点に変わりはない。したがって、それは生きる環境についての満足度を調べること、つまりその環境の価値評価をすることなのであって、満足度がアウトカムだということと表裏一体のこととして、環境がアウトカムだということがあるのである。

医療におけるＱＯＬ　医療における〈ＱＯＬ〉概念も上述の一般的理解の下で考えることができる。すなわち、まず、医療が医学的関心のもとで注目するのは、当人を取り巻く環境ではなく、当の人自身というその人の生きる環境である。そこで、医学的ＱＯＬ評価の対象となるものを〈身体環境〉と呼ぶと次のように言うことができる。

＊3　医学的ＱＯＬ評価はある人の身体環境がその人自身にどれほどの選択の幅・自由度を与えているかを評価する。

３・１・２　身体環境とその外部の環境の連続性

少し前にベストセラーになった乙武洋匡著『五体不満足』のキャッチフレーズに「障害があることは不便です。だけど不幸ではありません」とある。「不便」というのは、身体環境に注目してそのＱＯＬが決して良好ではないことを指している。だが、その身体環境における障害は、身体外の環境をそれなりに整備することによって補うことができる。例えば、下肢に障害があるために自力では動けないということは、身体環境に限定して見た場合の（つまり医学的視点から見た場合の）ＱＯＬの問題点である。だが、ここで車椅子が使えるという環境設定ができるならば、彼は身体環境のマイナスを身体外の環境によって補い、自力で移動できるようになる。さらには、車椅子でアクセスできるように、住居の内外を、道路を、交通機関を、建物を整備して、バリアフリーにする——これもまたより広い範囲における環境設定である。すると、彼が自力で動ける範囲はさらに広まり、参加できる活動も増えるだろう。こうして彼の前に拓けた人生のチャンスはさらに広がるのである。身体環境だけに注目するならばＱＯＬが低いといわざるを得ない状況の人でも、その周囲のＱＯＬを高めることによって、活き活きとした人生を送ることが可能である、ということになる。

このような身体環境と身体外の環境との連続的関係は、決して特別なことではなく、人間生活に普通に見られることである。視力の低下を眼鏡を使うことによって補うといったことは、「ＱＯＬを高める」構造としては、車椅子について右に述べたのとほぼ同タイプの事例である。しかし、さらに考えてみると、私たち人間は皆、身体環境の非力を身体外の環境を共同で造りあげることによって補いつつ、人間的生活を送っているのである。例えば、自力ではそれほど速く、かつ長くは走れないところを、自転車や自動車を使うことによって補い、選択の幅をより広くしているではないか。一般に、道具を開発して使うということが、身体環境に限定して見た時の人間の弱さ、非力さを補って、人間の活動をかくも自由にしてきている。原野を切り拓き、道を作ることによってはじめて、私たちは自由に往来することができるようになった。(4)——このように「障害がない」と言われる人間にとっても、身体環境の弱さを、身体外の環境を整備することによって補うことが必要なのである。私たちが現在選択できる活動全体について考えると、その「選択できる」を実現させている身体環境の要素は、身体外の環境の要素に比べれば、微々たるものなのではないだろうか。身体環境を整えるだけでは人間は誰も自由に生きることはできない——それは全く手を加えていない自然の中に丸裸で放り出されたようなものである。身体的障害は、この全体の中のほんの小さな割合の部分についての問題に過ぎないのであって（あえて「過ぎない」と言おう）、そこについてさらに身体外の環境を整備するということなのである。

人間は人間となった始めから、環境を整備して自由に活動できるようにするという作業を連綿と続けてきた。その作業は共同作業であって、自分一人の環境をではなく、自分たちの環境を作るものであった。そう見てみると、障害を持つ人が自由に動ける環境を作ることは、その人を〈私たち〉のうちに数えることに他ならない。

環境を整備することによって、私たちは障害による〈不便さ〉を何とか軽減しようとする。より多くのことをするチャンスをその人が持てる状況を目指す。もしそういう努力が全くなされない状況に置かれたとして、なおその人は「不幸ではない」と言えるだろうか？　それでもなお先に言及した「もう一つの価値観から見れば、その人は幸福であり得る」と言えるだろうか？　私は言えないと思う。障害があろうとなかろうと〈私たち〉なのだということを前提にして、私たちが共に生きる環境を整備するという努力なしに、個人のよき生は考えられない。

3・1・3 環境とその中の生の活動の裂開

今、改めて提示した問いに向かうために、QOLについてこれまで検討してきた枠組みそのものを見直してみる。

今まで、〈人は環境の中で生きる〉という枠組みで考えてきた。その経過において、人の身体的状況もまた生きる環境（＝身体環境）であるとして考えた。心の情態もその身体環境に入るとも言った。このように全てを環境として考えていくならば、当然、「では環境の中で生きているのは一体何なのか」という疑問が起きるだろう。「身体を魂が操縦している」というような、哲学の世界ではかつて悪名高かった見方になってしまっているのではないか。——もちろん、そうではない。

全てが環境の側のものとして数え上げられるという方向とは逆のことを私は既に語ってもいる。例えば、「私は遠くのものを見分けることができる」という。その時、私は私の身体単独の能力について語っているのではない。適切な眼鏡を使うことによって遠くのものを判別することができるのである。しかし、そのことを「私は…見ることができる」と、〈私〉にできることとして語る。同様に、下肢に障害がある人も、環境を整備することによって「あちらこちらと自力で移動することができるようになった」と語る時に、その人にできることとしてそれを語る。この時、私やその人は、単に身体という存在であるのではなく、そうした身体外の環境をも自らに取り込んだ存在であるかのようだ。

言い換えれば、私がそこで生きる身体環境について語るとき、私は身体というものの中に広がった者としてあるというならば、私が身体外の環境について語るとき、私は身体を越えて、身体外の環境の中に広がり、浸透している者である。

こうして、環境について語ることは、私について語ることなのだ。では「私は環境の中で生きる」とはどういうことか。〈生きる〉ということは、現在から未来へのベクトルを持つ活動であって、その基点である現在の状況を〈環境〉として語っているということなのではないか。いわば、環境とその中の生という把握において、生の活動について、現在ある環境とそこから未来へと向かう力動とが裂開する。

すでに前著第1章で、私は、状況把握と状況への姿勢との裂開について言及した。私が自分が置かれた状況をどのように把握するかということと、その状況に対してどのような姿勢で向かうかとは対になっており、状況をいかに把握するかということは、同時にどのような姿勢で向かうかということでもあること、両者があちらとこちらに裂開するのだということであった。それは行為する私の認識と志向に関わることとしてあったが、ここでは、生きるということをめぐって同様の把握の枠組みを指摘したことになる。

現在ある環境とそこから未来へと向かう力動とへの分かれは、現在の生を置かれた状態と捉えるか、その状態の中で生きようとする姿勢と捉えるかの区別について前著で言及したことでもある。私がその中で生きる環境とは、まさに私が今置かれている状態に他ならない――何かをしようとしている私のいわゆる「コンディション」。そこで私は何かをしようとする――それはまさに未来へ向かう姿勢においてなされる。「しようとする」とは、未だしていないこと（未来のこと）が、していること

（現在のこと）へとなるようにすることだからだ。「し続けようとする」こともまた、現在していることを未来においても続けているということは、未だしていないことである以上、事情は変わらない。すべての現在の状況を、環境として、私にとっての所与、置かれた状態に数え上げる時に、それと対になって、この未来へ向かう私の力動が「環境の中で生きる」ということの核となる。

このような枠組みの成立を前提にして考えると、環境の良し悪しについて評価することと、そこで生きること自体の良し悪しについて評価することとが対ではあるけれども、何か違ったこととして見えてこないかということがある。障害を持つ人も、その障害をカバーできる環境を設定するならば、より自由に、よりいろいろな可能性のある人生を生きることができるようになる――これはやはり環境の評価のことであって、ただ身体環境だけを他から切り離して考えるのではなく、全体的環境としてどうなのかを考えようという話になる。では、生きること自体の評価についてはどう考えるのか。

3・2　二つの価値観

個人の生の可能性を身体環境だけで見て、「五体満足がいい」とする価値観に対するもう一つの価値観は、身体外の環境をも含めて生きる環境全体を見て「いろいろなことができるという選択の可能性が広がっていれば良い」とするものなのだろうか。もし、そうであれば、ここでは別に二つ目の価値観があるわけではなく、ただ〈できる〉こととしてのQOLを多面的に考えて高めるという一つの方向があるだけになる。だが、〈できる〉こととしてのＱＯＬの理解は、たとえば、重篤な病によって死に直面している人の生についても該当するだろうか。確かに、その人について最後の日々を充実したものとするように環境の整備を目指すことは、適切であろう――これはまさに、緩和医療の医療目標である。しかし、その人が遠からず死に至るということ、また〈できる〉ことがどんどん少なくなっていくということはどうしようもないのである。高齢者もそうである。身体の衰えは必須であり、体力の低下を実感し、死が近づいたことを認めざるを得ない状態では、まさに〈できる〉ことがどんどん減って行くことは仕方のないことである。――こうした場合、バリアフリーの環境を作ることによって〈できる〉ことを増やし、あるいは保とうという段階を越えてしまっている。そういう状況では、もはやＱＯＬという価値に注目しても仕方ないのだろうか。

あるいは、身体的機能に障害があったり、衰えたりするという問題ではなく、人の精神的な活動に障害があったり、衰えてきたりした場合には、どう考えることができるだろうか。ここでもまた、通常は身体外の環境を整備することが〈できる〉ことを増大・保持することに繋がるわけではないのである。

こうした諸ケースの人の生のよさについて、例えば若くして死に直面した人が、今後のそう長くはない日々を生きることに価値を見出し、「よし」と肯定することができるような価値は、環境の評価ではないところにあるのではないだろうか。もちろん緩和医療はそのような場面で、環境をできるだけ良好に保つことによって、最後の日々をよく生きられるようにしようとする。だが、そこのところの「よい」だけでは、不十分ではないか。

確かに人は身体環境における障害を、身体外の環境で補おうとする。そのことは当然であるが、そのことが人を直ちに幸福にするわけでもない。いろいろなことができるという条件が整ったからといって人は幸福に生きるとは限らないし、逆に、そうした条件は悪くても幸福に生きる可能性もある――こうした洞察を私たちは直観的にもっている。そこにある幸不幸の基準となる価値観が問題なのだろう。環境条件の良し悪しと、幸不幸との間の差は、すでに考えたような生の把握における生の環境と生の姿勢との差異化・裂開の両側の差に関わるであろう。

3・2・1　生きられた生と、それへと向かう生

今問題として浮かび上がってきたことを考えるために、高齢者にとっての〈よい生〉を考えよう。人間にとって、老いて死ぬことはごく自然な成り行きである。もし無事に一生を過ごしたとしても、やがて身体が衰え、死に至るのである。その死に近づいてきた状況においても、これまで述べたような〈できる〉こととしてのＱＯＬを保つことは確かに大事なケアであろう。しかし、身体が衰えることが自然の成り行きである以上、〈できる〉ことも徐々に少なくなってき、決して自分が若かったころと同じ選択の幅を保つことはできない。そのような状況に身を置くときに、そのような生のよさ、充実を、何が〈できる〉かという観点で評価するだけでは不十分であるように思われる。

満足度を環境の評価へと還元するという主張は、言い換えれば、質の評価に際して現在の生をいわ

ば〈既に生きた〉ものとして見るか、あるいは〈これから生きる〉ものとして見るかということに関わっている。現在の生を見るには違いないのであるが、それを、これまで生きて来た結果としての現在と見るか（レトロスペクティヴな眼差し）、それともこれから生きようとしている、あるいは生きつつあるものと見るか（プロスペクティヴな眼差し）が差異化する。例えば疼痛を緩和した結果、患者が「痛くなくなってよかった」と満足の意を表したとする。ここで「痛くなくなっている」という現在までの生についてQOLが高まったと評価しているのか、それとも「痛くなくなったのでこれからより自由に生きられる」と現在以降の生についてQOLが高まったとしているのか、ということである。環境の評価という立場は後者の視点にたったものに他ならない。

論点を明らかにするために別の例を挙げよう。私たちが例えばレストランで食事をして満足したという場合には、私たちは既に完了した生の時について満足している。これに対して、家を新築して出来上がりに満足したという場合には、それはこれからその家で快適に過ごすであろう現在以降の生の時を志向しつつ満足している。一般に医療が目指す患者の満足とは主として後者の部類のものなのではないか。そして緩和医療においても基本的に事情は変わらないだろう。

これまで見てきたQOLは、〈これから生きる〉として生を見るというプロスペクティブな志向における〈できる〉ことであった。生の環境と生の姿勢の裂開を見る際にも、「この所与の環境においてどう生きるか（生きることができるか）」と、前方を見る姿勢で向かっていたのである。だが、人間は前方（＝未来）へと向かって生きる者であるだけではない。来し方を振り返りつつ満足するかどうか、あるいは満足できるかどうか、が分かれる局面も確かにあろう。まさに死を近くにした人にとって、〈振り返って見た生〉というレトロスペクティヴな視線の重みが増すのであろう。

このようにして、〈自由である〉〈したければできる〉という尺度でこれから生きるものとしての生を見るという主張の不充分さを再考しなければならなくなる。人が今後の生について期待し、計画し、積極的であり得る限りは、以上のQOL理解は有効であろう。だが、高齢になって身体の機能が衰える一方となり、終点が見えてきた場合、あるいは癌等の重篤な疾患が進行して、ターミナルケアの時期になった時、〈できる〉ことが先細りにならざるを得ない。そこでは〈これから生きる〉可能性の評価から〈現に既に生きている今〉の評価への重点の移行が起こらざるを得ず、またそれが適当ともなる。レトロスペクティヴな眼差しは、現在の生についていえば、現在の生をこれまで生きてきた結果としての今既に生きているこの生に向かうからである。

3・2・2　〈居ることの肯定〉としてのQOL

「あれもこれも〈できる〉からよい」が後退することによって、「現に今ここに〈ある（居る）〉ことがよい」が見えてくる。「今のこの私を肯定できる」のか、それとも「もうこれでは私の尊厳は失われた」のか、あるいは「居心地がよい」かどうかといったことが、この視点での評価に属する。この評価こそが、“Quality of life”というときの“life”を〈既に生きている生〉として把握した場合のQOL評価と考えるべきであろう――この点を私はここで従来の提案に付加したい。すなわち、

＊４　既に生きられている現在の生のＱＯＬとは、人が自らが今ここに〈居る〉ことを肯定できるかどうかを尺度として評価される。

ＱＯＬのこのアスペクトは、終末期に表面化することが多いが、全ての人にあるものであり、ことに重篤な障害を持つことになった人において留意することが有効である。

ただし、居ることを肯定できる、というのはやはり〈できる〉ことの一つだということも可能である。ただし、何かをこれからしようというのではない。今ここにある私の存在、私の生を「これで良し」と肯定できること、言ってみれば、「今の自分が好きだ」と言えることである。

「自分で自分を肯定する」ことは「他人によって私が肯定される」ことによって裏打ちされる（どうしてそういうことになるのかは、価値評価の原初的あり方をめぐる前章の考察が示している）。もちろん、誰が何と言おうと、自分は自分の道を行くという言い方もある――〈できる〉ことが眼前に広がっている状況では、このようにして独り進むこともあり得るだろう。だが、〈できる〉ことが次々と剝ぎ取られて行って、ほとんど何も残っていない状況でなお、そのように言えるだろうか。そうした状況では、人の本来の姿――相互のコミュニケーションを通して生きていく者――が現われ、「それでいいのです」との仲間の言葉に支えられて、「これでいいのだ」と言えるのではないか。

この時の、存在をラディカルに肯定する〈よい〉は（前章の分析に従えば）、満足の文脈でも、賞賛の文脈でもなく、ゲームを受けて立ち、ともかく相手を肯定的に受け入れる発話〈よい〉に遡源する、と私は思う。相手の状態等々に拠らずに、とにかく相手の仕掛ける言語ゲームに応じる合図としての、つまりそういう仕方で相手をコミュニケーションの輪に連なる者、私たちと同じく言葉に与る者として受け入れる〈よい〉なのである。

言いかえれば（これは後に検討する個と共同というテーマに入り込むことになるが）、〈共にあること〉において、人は自分が今あることを肯定でき、向き合い、共に同じ方向を見ることを通して、孤独ではないあり方を続けられる。身体が衰え、身の回りのことについても他者の介護を必要とするようになって、「こうなったらもう人間としての尊厳が失われた、もはや生きていても仕方ない」と死を望むのは、こうした方向付けが失われ、見出せない状況で起こるケースではないだろうか。

私たちは医療の現場で通常追求する〈できる〉こととしてのＱＯＬから出発した。できるだけ〈できる〉ことを広げようと医療や福祉は活動する。しかし、〈できる〉こととしてのＱＯＬは多くの人にとって、やがて衰え、低下して行くものである。そこで〈できる〉を取り去ってなお何が残るかを問うたところ、〈居ることの肯定〉としてのＱＯＬが現れてきた。それは人々が共にあり、お互いを肯定するところで成り立つものであった。「一緒に生きられてよかった」という仲間の評価が、あるいは受け容れが、人を支える。逆に言うと、私の生は私一人のものではない。私の生は共に生きる人々が与っているものであることになる。――これまでの検討を通して私たちは、言葉に与る者同士の肯定し合う関係が、何かが〈できる〉ことのさらに土台にある価値の源泉であることを見出せたのではないか。

この共に生きることの価値は、価値観が多様化する中でも、動かせないものではないだろうか。人はそれぞれ自分の人生観、価値観を持っており、それはお互いに尊重し合わなければならない――それはそうだろう。だが、「互いに尊重しあう」ということを支えている価値観がそもそも、この共同の生を肯定するものではないか。〈今ここにあることの肯定〉〈私は生きていていいのだ〉という自己肯定が、今ここにある私たちにとって〈希望〉――私がこれからの生に向かって肯定的に一歩を踏み出すことができるようにする、前向きの姿勢――の源泉である。こうして、私は前著の最後の文で「共に死に向かっていることが、生ある者の共同の根拠になる。闇の中に今瞬いているという自覚こそが希望の源である。希望は未来に対してあるのではない――希望は現在の自らの存在をそれとして肯定し得る途にこそあるのだ。」と述べたことを確認するに至った。

3・2・3　所与の善さ・向かう姿勢の善さ

本章最後に、〈よい生〉についての別のアプローチを、いわば補助的考察としてしておきたい。すなわち、哲学（＝フィロソフィア＝知を愛すること）が、まさに知を愛する営みとして語られた、哲学史上ほとんど最初期の場面を振り返って――そこでは生死に関わって、人にとっての価値あること、ないしよく生きることが語られていた――、そこで語られていることに注目したいのである。それはプラトンが著した『ソクラテスの弁明』という作品である(5)。そこでソクラテスは「知を愛する」という意味での哲学をしつづけ、そのために告発されて裁判にかけられ、死の判決を受けた人として描かれる。その場合「哲学する＝知を愛する」とは、知らないことを知らないと自覚することを目指して、自他の知を吟味する活動であった。このような活動が〈知を愛する〉ことと呼ばれるのは次のような意味においてである。人間にとって知っていると言えることはごく少なく、知者である神に比すれば無に等しいのであって、そうであれば人間が到達し得る最高の知は、知らないことを知らないと識ることになる。したがって、知らないことの自覚を目指す吟味活動こそが、「知を愛する」活動と呼ばれることになる。ソクラテスは、人々にもこうした自己の知を吟味する営みをするように勧め、それこそが「魂がよりよい状態になるようにと配慮する」ことに他ならない、とした。

プラトンが描くソクラテスの弁明においては、ソクラテスは死刑の判決を受けた後になっても、この姿勢を崩さず、死の判決が実は自分にとってよいことなのだとまでいう。死を悪いことだとして、それを避けようとすることは、死が悪いことかどうか知らないくせに知っていると思うことになる。知らないことについて、知らないと自覚するならば、死を悪いことだという前提をとっぱらって進むことである。

「この一事を真理として考え抜くべきです。――すなわち、善い人には、生きている時にも、死んでからも悪いことは何もないのであって、また、この人に関わることが神々のみそなわしを受けないことはないということを。また、私に今のことも偶々生じたのではありません。もう死んで面倒から解放されたほうが、わたしにとってはよかったのだと私にははっきり分かるのです[6]」。

ここで言う「善い人」とは、この文脈では、知を愛する吟味活動をして、知らないくせに知っていると思ってしまっていることがないかどうか、自己を探る生を送っている人のことであるが、ソクラテスは、そういう人には害悪は何も起こらないと断言している。つまり、プラトン描くところのソクラテスは、知的な姿勢にポイントをおいて、それさえ良ければ〈よく生きる〉ことが現実化すると信じ、かつ、死ぬことに向かってもそのように信じて進み行く。

しかし、どうしてそういうことが言えるのだろうか。そもそもソクラテスが自他を吟味する活動ができたのは、それなりに良い環境が整っていたからに他ならないではないか。それなりの経済的保証があり、健康で、歩き回って人々と会い、またなによりも、知的な討論をすることができる、身体的、精神的条件があるから、ソクラテスはよく生きられたのではないか。もし、そうした条件がソクラテスから奪われたとしたら、それでも、「哲学する人にとって、何も悪いことは起こり得ない」と言えたであろうか。

プラトン描くところのソクラテスは、そのような場合でもそう断言した、と思う。彼は確かにそれなりの条件が整っていたため、吟味活動をすることができた、それは良いこと、幸いなことだった。だが、その環境がはじめからなかったとしたら、さらにはもっと若い時期に、死が目前に迫る状況になったとしても、「悪いことは起こり得ない」と、少なくとも建前としては言ったであろう。プラトン描くところのソクラテスの場合は、基本にあるのは、人の生きる姿勢とでもいうべき事柄である。それは「自らの知を吟味する」という句によって表わされている。そこで、環境が整っていれば、それは自分の姿勢に従う活動ができることだから、良いことだとする。環境が整っていなくても、自分の姿勢を貫く以上は、自分にとって悪いはずはないということを前提にして、環境の悪さを解釈する――そういうことであるらしい。すると、生きる姿勢自体の良し悪しが全てを左右することになり、これについては自己吟味する必要があることになる。人間としてあるべき姿勢といった価値評価がなされる。ソクラテスの場合、それは人間として到達できる最高の知を、つまり知らないことを知らないと自覚したあり方を目指すという姿勢であった。

さて、私たちは、ソクラテスの言うことを、あるいはプラトンが描くところを鵜呑みにするわけにはいかない。とはいえ、ここに私たちが本章で到達したことと対応する考え方の構造があるように思う。――環境が整っていれば、それは良く生きる活動が自由にできるからよい。しかし、環境が劣悪であっても（つまり、余命が限られているとか、見ることができないなど）、当人がよく生きることにとって妨げとはならないと看做す。生のよさは、所与としての環境を受け容れ、未来に向かう姿勢であるのだから、環境の如何によって左右されるものではない。この姿勢に関して、ソクラテスは知を愛する活動を指し、それを通して、自分は知者であるというような思いあがった考えを持たず、むしろ人間である己の分を自覚することを促がした。他方、私たちが行きついたのは、共に生き、肯定し合う人間のあり方であった。だが、翻ってみれば、このような人間のあり方の自覚は、「個々がそれぞれ他から独立に、自律したものとして、かつ理性的な者として単独で生きて行く」という人間像に比べると、自己の無力さ、弱さを自覚したあり方ではないだろうか。人間はそんなに突っ張って生きていけるものではない。せいぜい互いに支え合って、線香花火の瞬きのような生を過ごすしかないのだ、という自覚に、生を肯定する根拠を見出したのではなかったか。――こう考えることができれば、私たちは共同の生という場面で、ある意味でソクラテスと同様、「(人間たちよ) 汝自らを知れ！」というギリシアはデルフォイの神殿に掲げられていたという、勧めに従ったことになろう。

＊　＊　＊

もちろん、今到達した結論は、本章の出発点である医療・福祉活動の意味を打ち消すものではない。確かに、どのような身体環境等であるかは、各人の個性であって、障害があって悪いとか、五体満足だからよいといったものではない。だが、だからといって、そのように理解することは、周囲の者が環境をできる限り改善しようとする活動をしないでよいということを帰結しない。よく生きるかどうかに関わらず、環境のよさとしての、生の質（ＱＯＬ）はよく整えることが要求される。また、環境の整備が満足にできない場合も、共に生きること、当人の存在を共にあって肯定することにより支えること、否、支え合うことが要請されている。また私たち自身も、環境が良好である時にも、それが破壊されてもなお生きることを肯定できるような第二の価値観を持ちつつ、人間の脆さを自覚するべきだ、ということなのである。

第4章　意図と結果

本章で主として問題にすることは、人の行為を「何をするつもりでそうしたのか」という意図に定位して評価することと、「どのような結果をもたらしたか／もたらすと承知の上でしたか」に定位して評価することとを巡っている。

だが、このことを問題にする動機は、医療の目的についての本書の定義に由来する問題にある。つまり、生をできる限り長く延ばすこと——延命——が医療に課せられた優先的な目的であるとは限らず、それと残りの生の質とのいわば積を最大限にすることが目的なのだと、私は主張したのだが、そうなると、生の長さ（延命）とQOL保持とが両立しない時に、どちらを優先させるべきかという問題が生じることになる。そこで後者を優先させる状況があり得るとすると、それを優先させる選択の結果、しようと思えばできた延命をしなかった、さらには、生が短縮したということが起り得る。このようにして、「では本書の立場からは安楽死を認める結論がでてくるのではないか」と問われることになるが、前著ですでに私は、意図したことと、予想された結果とを区別することによってこれに答えた（清水1997：第7章）。

本章においてこのテーマを再論するにあたって、私は再度、緩和ケアの論理を確認することから始め、それを突き詰めるとどのような問題が未解決であるかを指摘する。そこからは、ある意味で、論理的には安楽死を認める余地が見出されるだろう。とはいえ、安楽死を正面きって認めようとする論理には毅然として反対の立場を堅持したい。その論において、結果として縮命となることと、縮命を意図することとの間に線を引くことになる。本章が「意図と結果」をテーマとするのは、そのような文脈においてである。

4・1　延命と縮命の狭間にて

問題の所在　緩和ケアにおいては時に、生の長さとQOLのどちらを優先させるべきかという価値の選択が問題になる。苦痛を軽減する治療が、余命を延ばす結果を伴う場合は問題ない。しかし、苦痛の軽減という効果に伴って、余命を短縮するという「副作用」が予想される場合には、延命を優先させて苦痛を許容する（治療をしない）か、緩和を優先させて縮命を許容する（治療をする）かの価値選択をしなければならない。また、いわゆる「徒な」延命治療の中止が検討課題になる時にも、中止が縮命を伴う限りは、同様の価値選択に直面することになる。もちろん、「患者の意思を尊重する」という医療一般に妥当する原則はここでも有効であるが、医療を遂行する立場にある医療者自らがその選択の倫理的妥当性について定見を持つ必要がある。まず、この問題についてのＷＨＯによる報告書の立場から見ていく。

4・1・1　意図と予想・許容の差異化

ＷＨＯのテクニカル・レポート・シリーズ804として刊行された“Cancer pain relief and palliative care”（一九九〇年）は、緩和ケアについての現在の標準的見解を提示したものとみなしてよいであろう。そこで、その主張を整理した上で、その論理を検討することにする。目下の問題に対する本レポートの基本的姿勢は、このように表明されている。

「緩和ケアは…死を早めることも死を遅らせることもしない（Palliative care .... neither hastens nor postpones death)」(WHO1990: 2.1)。

つまり、緩和ケアは「死を早める」と「死を遅らせる」という行為を意図的に行わないということである。というのは、ＷＨＯは決して、緩和医療として行う治療が結果として残りの生を延ばし、あるいは縮めることになってしまってはいけない、とは言っていないのであって、ただ「生を延ばそうとして、ある医療行為を行う」とか「生を縮めようとして、ある医療行為を行う」ということはしない、と言っているのである。確かに同レポートは、積極的に死を早めること（安楽死）には否定的であって、死を望まざるを得ないような患者の苦痛を緩和する努力こそ肝要だという（WHO1990: 8.3）。しかし、その緩和のための医療行為が患者の残りの生を縮める恐れがあるとしても（もちろんそうではない場合が通常であるが）、それは痛みに対する適切な治療をしない理由にはならないとして、こう言う。

「痛みに対する適切な治療を実施しないことは決して許されない。
鎮痛薬を適切な量で使ったことが生を縮める結果になったとしても、それは過量投与によって意図的に生を終わらせることと同じではない。適切な痛みのコントロール法が死を早めることになったとしたら、それは、耐えられ得る尊厳ある生活のために必要な治療にさえ患者はもはや耐えられなかったということを意味するだけである」（WHO 1990: 8.1）。

また、延命のための医療行為を止めることは、止めなかった場合に比べて死が早まるという結果になるわけだが、これについても次のように言う。

「医療が提供できることが結局機能の延長に過ぎず、生きることをよりよくするというより、死ぬことを先延ばしにするものだと、患者が感じるようになったとき、医療は限界に達する。したがって、延命のための技術を適用することが、患者にそこから得られるはずの利益との間の均衡を越えた負担ないし苦悩をもたらすようになった場合に、これを中断することは倫理的に正当化され得る」(WHO 1990: 8.2)。

つまり、患者の苦痛を緩和するという価値を優先させて行う選択が、死を早めることになるという予想を伴っている場合、また結果として死を早めることになる場合を認めているのである。これらとＷＨＯが認めない安楽死との間の差異は、「死を意図している」かどうかにあることになる。

これらは当然、緩和医療の立場で言われていることである以上、医療の進め方についての一般的原則である、「患者がよく理解して自発的に選択している限りにおいて」、また「患者の価値観、患者の評価に基づいて」行う、という条件がついている。そこで、ＷＨＯの立場をまとめると、この患者の自己決定に基づく限りにおいて

a苦痛を和らげる治療が、いわば副作用として死期を早める結果になる（と予想される）としても、他によりよい選択肢がない限り、それを実行する。

b延命治療が、患者にとって利益を上回る苦痛や負担をもたらす場合には、これを中止する（通常、中止することは死を早める結果となるとの予想を伴っている）ということになる。

以上が、WHOが示す現在の標準的見解である。

意図と予想　ここで〈意図〉と〈予想〉・〈許容〉の違いを理解する必要がある。例えば「この抗癌剤は癌をたたくのに有効なので、患者のQOLを低下させる副作用があると分かっているにもかかわらず使う」という場合がある。この時医療者は「癌をたたくことを意図した」のではあるが、決して「QOLを低下させることを意図した」のではなく、後者については「予想し」かつ「許容した」のである。同様にして「苦痛の緩和のために唯一有効な治療を、患者の余命を短縮する副作用があると分かっているにもかかわらず選択する」場合に、「苦痛の緩和を意図した」のではあっても、決して「縮命を意図した」のではなく、これは「予想した」また「許容した」と言うべきである。このように緩和医療の論理は、〈縮命を意図する〉行為と〈縮命を予想・許容しつつ〉も苦痛緩和を意図する行為との間に倫理的な線を引くものであって、ここから前者を「安楽死」として原則的に否定することになる。

以上のように緩和ケアの標準的立場を整理した上で、その論理的整合性を吟味する作業が始まる。それは一つには、以上の立場が依拠する理論的問題点として、意図と予想を区別する点の吟味であろう。ことに「結果が同じなら、意図がどうしたこうしたと姑息に逃げてもしょうがない」という批判に対してどうこたえるかが問題となる（後に検討）。

4・1・2　論理的整合性の吟味

ＷＨＯの線を出発点にして、論理的に（つまり事実をあれこれと調査するという仕方ではなく、理屈の上であり得る状況を挙げながら考えるという仕方で）考えてみると、上記のａ、ｂの場合と、「意図的に死なせる」という安楽死との境界線が、必ずしも明確でない場合があり得る。それには、

(i)緩和を意図する医療行為の結果としての（あるいは予想された限りでの）縮命なのか、意図的な縮命なのか、他から判別できない

(ii)緩和のためにできることが、意図的に死なせる以外にない

という二通りが考えられる。

(i)の場合の典型は、苦痛を和らげる治療が極端に死期を早め、意図的に死なせる措置と事実上差がない、というような状況である。また、上記のｂとの連関でいえば、例えば、人工呼吸装置によってかろうじて生命を保っている患者の希望に基づき、延命による苦痛を取り除くために装置を外す、という行為は患者の死を直ちに招くであろうが、それでも「死を意図したわけではない」ということになるのか、という場合も含まれよう。

これに対しては、倫理を、行為者自身が自己を律するという場面でのことと捉えるか、個人の行為を社会的に制裁する場面でのこと（例えば法的場面）と捉えるかを区別して答えなければならないだ

ろう。まず、前者については、行為者自身が自己に対して何を意図したかを省みるという場面のことである以上、よそからみてどちらか区別できないことは、あまり問題にならないことになる。また、後者については、行為の具体的内容や状況からいって「死を意図したとしか解釈できない」場合と「QOL保持を意図したと解釈し得る」場合とは区別できる、と応えたい。社会的な判別の線はここに引かれるのであって、これは故意か過失かの判別に関しても一般に同様な判別の線が引かれるのと同様である。例えば、ある医療者が痛みのコントロール法として通用しない投薬によって患者を死に至らしめたという場合に、それは「QOL保持を意図してやった」とは認められないのである。

次に(ii)の場合であるが、身体の痛みを理由として「死なせる以外に緩和の手段がない」という状況は現在では考え難くなっている。というのは、最終手段としてセデーション（意識レベルを下げることによって痛みを感じないようにする）が開発されてきているからである。ただし、セデーションは、意識レベルを下げる結果、人間らしい他者との交流というような生から患者を遠ざけもするので、決して最善の手段なのではなく、他に手段がないためにやむを得ず選択する手段であるのだが。

むしろ、(ii)の場合で今後問題になるであろう事例は、精神的な理由ないし自己の世界観なり人生観を理由とする場合である。つまり「私の現在の生はもう尊厳を保っておらず、私はこうなったらもはや生きている意味がない」と考えて、死にいたる薬を手渡すこと（医師に幇助された自殺）ないし投与すること（積極的安楽死）を望んだときにどう対応するか、という問題である。この場合に、医療者はもちろん、こう主張する患者の状況をよく理解するように努め、身体的痛みや、心理的問題や、あるいは家族等との人間関係などに問題があって、患者が生きる望みを失っているのではないかと考え、しかるべき対応をするであろう。しかし、その結果、患者は決して一時の感情や混乱からこう主張しているのではなく、患者の一貫した価値観に基づいて理性的に「自分の生にはもはや意味がない」と判断していると分かったとしたらどうであろうか。この意味のない生を生きるという苦痛を緩和する道は、その希望に応じる以外にあるだろうか。

もちろん、ここでなお、患者はスピリチュアルなケアを必要とする、とみなす医療者もいるだろう。だが、それは医療者の持つ価値観を患者に押し付けていることにならないだろうか。

では、ここで患者の結論を自律した人格の自己決定と認めて尊重するのが正しいであろうか。だが、それは苦痛を取り去るためとはいえ、意図的に患者を死なせること（つまり安楽死）が、緩和医療の枠内であり得ることを認めることになり、本論の出発点であったＷＨＯの原則を修正することでもある。

この点について私は、前著では、スピリチュアルケアの対象であるといった理解で済ますことができないような患者の苦痛の極限状態を想定して、そこでもなお安楽死を拒否し得る根拠は見出せないと言った（清水 1997：163-204）。つまり、少なくとも論理的には、「死なせることが唯一の緩和の途である時に、死なせる行為をする」ことが倫理的に正当化される場合があり得るということである。現在でもこの結論を私は保持している。ただし、次の点を確認しておきたい。

1　このような論理的には想定できるケースにおいて、安楽死が選択の対象となるが、それはあくまでも、苦痛緩和を意図して、やむをえず選択するものであって、「死を目指して、死なせる」ものではない——この区別については以下で論じる。

2　この場合、安楽死はあくまでも医療行為としてなされる、緩和医療の論理内のものである。したがって、「患者の自殺を医師が幇助する」というPASは、この論理からは認められない。PASは少なくとも医療として行われるものではないからである（であればこそ、患者自身がいわば最後のボタンを押すように設定されているのである）。

3　ここで私は、安楽死について「それが妥当となるケースが論理的にはあり得る」と認めた。このような安楽死の可能性をオープンにしておくことは、真に耐え難い苦痛に苦しむ患者に対して必要なことでもある。とはいえ、これまでの筋からして明らかなように、私は「嫌々ながら」「しぶしぶ」認めているのである。つまり、実践的には、これが妥当となるようなケースが現実化しないようにと、あるいはそういうケースが限りなく0に近くなることを望んでいるのである。そしてそのためにも、緩和ケアの更なる発展を期待している。

4・2　結果か意図か

本章の後半は、意図と予想・許容とを区別するという立場が、批判に耐え得るものであるかどうかを吟味することにあてられる。批判する声としてピーター・シンガーに登場してもらおう。

ピーター・シンガーは『生と死の倫理』第九章「旧来の倫理に代えて」において、医療界に従来流布してきた倫理的規範を枚挙して、それを批判し、それに代る新しい諸規範を提案している。その一つとして、従来の「罪のない人間の生命を決して意図的に奪うな」を捨てて、代わりに「決定したことの結果に責任を持て」を採るという提案がある。また、彼は従来の倫理的諸規範の第一の前提として「自分の意図的にしたことについては責任があるが、故意に防ごうとしなかったことについては責任がない」を挙げているが、今言及したシンガーの提案はこれを突くものでもある。彼が対決しているのは「積極的安楽死は許されないが、消極的安楽死や治療停止は認められる」というような、旧来の倫理規範を守りつつも、現実に合わせて人の死を何らか許容するべく形成された理論である。彼はその不徹底さと欺瞞とを突き、事柄をあからさまにしたうえで、より整合的ですっきりした理論を提案しているつもりなのである。

ところで、右に挙げたシンガーの批判対象となっている倫理観は非常に古い起源を持っており、ある意味で西洋思想の要ともいえる位置を占めている思考方式によく似ている。すなわち、この世界は神が創造したものであるのに悪が入り込んでいるのはなぜか、という問い、神にその悪をもちこんだ責任があるのではないかという疑いに答えるというテーマは、教父の時代から近世に至るまで、キリスト教思想と哲学の重なる領域において繰り返し取り上げられてきた。これに対しては一般に次のように答えられる――神は人間ないし理性的被造物に自由意志を与えたのであって、その自由意志によって悪を選択したのは人間（および堕落した天使）であり、責任はこちらの側にある。神は人間らがその自由を行使して悪を選ぶのを止めはせずに許容しただけなのだ、と。

　こうした思考法がさらにはっきり現れるのは、中世初期における神の予定と予知をめぐる議論である(1)。ある人は問う――神はある人々を選んで救おうと予定している、という。ではその他の人々は滅びへと予定されているのか、と。これに対して採用された答はこうであった――否、滅びる人々は自ら滅びへと進んでいくのであって、神がそう定めたわけではない。神はただその人々が自ら滅びへと進んでいくことを予知し、かつ許容したに過ぎないのだ。こうして、「予定されている者」といえば、救われるべく神によって予定されている者を指し、「予知されている者」といえば、滅びへと至ると神によって予知されている者を指すということになった。

　こうした中世的・キリスト教的思考法に共通しているのは、神は悪を積極的に持ち込んだり、ある人間を滅ぼすと積極的に決めたりはしないという点であろう。それにもかかわらず、悪があり滅びに至る人間がいるのは、神が積極的にしたことではなく、ただ知っていながら消極的に許容した（積極的に妨げることはしなかった）からだ、と説明される。まさに一見するところシンガーの批判の射程に入る議論のように見える。結果として悪はこの世に入り、またある人々は滅びてしまうのである。神はそのことに関して手を汚していないというけれども、妨げようと思えば妨げられたことをしなかったという点で、その結果に対して責任があるのではないか。

　だが、ここで〈意図〉という視点を加えなければならない。悪を積極的に持ち込む場合には、「悪を持ち込もうとして持ち込む」のであって、「悪を持ち込む」という意図が伴っている。では、悪を防がないで許容したのは「悪を持ち込む」意図の下ででであろうか。通常はそうだとはいわない。そうではなく、神は何か別の意図の下で（摂理によって）悪を許容したとされる。

こうして見ると、意図の記述と行為の記述を区別することが眼目であって、積極的行為と消極的行為（許容）が分けられているように見えるのは、前者においては意図の記述と行為の記述とを重ねて解し易いのに対し、後者は「妨げないことを意図して妨げない」とではなく、「何か別の意図の下に妨げない」と解する傾向にあるからであろう。そして、「妨げない」のは「積極的に推進する」意図によってであるとは限らないのである。

4・2・1　アベラール型と許容型

中世倫理学史において、意図と行為を区別する論を明確に打ち出したアベラールは、ある種の積極的行為にも、意図と行為の区別を適用する。(2) 例えば、主人に不当に殺されそうになって、やむを得ず主人を殺害してしまった下僕について「彼は死を免れるために、主人を殺そうと望んだ」とは言えるが、ここから「彼は主人を殺そうと望んだ」とは結論できないという。「主人を殺すこと」は彼にとって、欲求ではなくむしろ堪え忍ぶことなのである。

ここには「何かを不本意ながら行なう／嫌々行なう」ということに関する論点がある。「不本意ながら／嫌々」と言っても、本当に意に反したことならばしなければいいのに、結局はすることを選択したのだから、「不本意」とは言えないのではないか、と指摘する論者もいよう（中世では、アベラールの前世代のアンセルムスはそういうことを言っている[3]。だが、私たちは日常的に、積極的に望んですることと、不本意ではあったけれどやむを得ずすることとを区別して語ることは確かである――それはどういう区別なのだろうか。

アベラールが提示しているのは、一般的に

＊Aをすることを望まない／Bを望む
＊BのためにはAをしなければならない
から
＊BのためにAをすることを望む

という選択が出てくる場合のことであって、この帰結から、はじめの前提（Aをすることを望まない）が否定されるわけではない（つまりこの帰結から「Aをすることを望む」と端的に言うことはできない）としている。言い換えれば、ここで行為者は、「Bを意図する」のではあるが、端的に「Aを意図する」のではないということになるだろう。

これに該当するものとして、癌性腫瘍の転移を防ぐために、ある人の内臓を広範囲に切除するといった医療行為がある。アベラール流にいえば、医師はその時に端的に「内臓を切除する」ことを意図したとは言えないのであって、むしろ「癌の転移を防ぐ」という意図の下に、やむを得ず内臓を切除せざるを得なかったのである。

医療において治療の積極的効果のために副作用が伴うことを許容するという状況はこれに似ている。先に言及したような、ある終末期の患者の痛みを緩和する投薬がその患者の余命を縮めるという副作用を持つということがあるという場合がこれである（いつもそうであるわけではなく、疼痛緩和が延命にもつながることも多いのだが）。その緩和治療を進める医療者は痛みの緩和を意図しはしたが、副作用としての余命の短縮を意図したわけではなく、ただこれを予想しつつもやむを得ず許容するのである。ただし、これは右のアベラールの挙げたタイプの状況とは少し異なっていて、次のようなことになる。

＊Aを望まない／Bを望む

＊Bを実現させようとすると、Aが伴って生起せざるを得ない（と予想される）から

＊Aが伴うBを望む／Bの実現を望み、Aを許容する

ここで「許容する」とはどういうことかは、右の文脈によって決まるような行為者の態度に他ならない。すなわち、行為者はAは望んでいないが、Bを望んでおり、Bの実現のほうをAの不実現よりも優先させる、という状況でBを選択するのである。その結果にAの実現が伴ってしまうことに対す

る態度を「許容」というのである。

ここには先のアベラール型とは異なり、行為にはAを直接行なうという面が全くない。ただ、結果として生じてしまうことを予想していながらBをやめずに行なう以上は、その行為は「Aを意図する行為」と言わざるをえないだろうと言われるかもしれない点で、アベラール型と共通するところがある。「許容」という語によって状況を記述することがそもそも「Aを意図しているわけではない」ということの指摘になる。

どちらの場合にも、行為者が端的にAを望んでいるかどうかは、倫理的に区別されるべきだろう。それは医療現場の事例に即していえば、行為者の善意の有無に関係する。だが、不本意ながら自らAをするのか、Aを許容するのかはともかく、望まないAが結果として実現してしまう。そのことをどう倫理的に評価するかといえば、Aだけを取り上げても仕方ないのであって、AとBの双方と、BとAの関係を吟味すること、とくにAの不実現よりもBの実現を優先させるという価値評価の妥当性を吟味する必要がある。

右の枠組みで言い直せば、本章前半で辿りついた見地は、緩和（QOL向上・保持）をBとし、縮命をAとして、右の許容型は緩和医療の論理として既に認めているが、さしあたりアベラール型は基本的に認めないというものであった。

また、残された問題の(ii)で、アベラール型の縮命ないし安楽死（苦痛緩和のためにやむを得ず死なせる）を論理的にあり得るものとも認めた。つまり、先のアベラール型の定式にB＝「苦痛緩和」のために、A＝「死なせる行為」を行なう、が入る場合である。ここで〈意図〉についてのアベラールの理論によれば、この際、安楽死を選択する医療者は、「苦痛緩和のためにやむを得ず死を意図するのではあるが、端的に「死を意図する」とはいえないのであった。したがって同じく安楽死であっても、端的に死を選択するようなあり方と、苦痛緩和のために死を選択するあり方との区別が出て来る。

現在安楽死とされている事態の理由は必ずしもこういう構造をもっていない。本人の死を選択する決定や、生きていても意味がない、といった理由では、Bが「死ぬこと」そのものになってしまいそうだ。そういうあり方をよく示しているのがＰＡＳ（医師に幇助された自殺）であり、ＰＡＳができないときに医師自らが手を下すものとして描かれる安楽死であろう。それと、先に緩和医療のぎりぎりの行為として可能性を認めた「苦痛緩和のための手段が死なせる以外にはない」というので選択された安楽死との間に、意図という観点では倫理的な線が引かれることになる(4)。

4・2・2　シンガーに抗して

さてシンガーに戻る。積極的行為と消極的行為の間に線を引くことは成功しないという点で、私はシンガーに賛成する。つまり意図が同じであれば、行為者がその意図の下で行なうことを積極的行為として記述できるか、それとも消極的行為として記述できるかということは問題ではないからである。加えて、しばしば消極的行為に分類される治療停止などは、実施する者からいえば決して消極的なものなどではない。機具を外す、スイッチを切るといった一連の積極的所作なのである。つまりは、

「死なせる」積極的行為であれ、「死ぬに任せる」消極的行為であれ、「死を意図している」のであれば、その間に倫理的な差はなく、両方とも認めるか、どちらも認めないかであろう。

　本章前半で提示したのは「どちらも認めない」という線であった。ただし、余命の短縮という結果をもたらす行為であっても、死を意図して行われるとは限らない。余命の短縮という副作用を免れないにもかかわらず疼痛緩和を行う場合（積極的行為）や、延命を意図する治療が当人の耐え難い苦痛を増しあるいは続行させる結果にしかならないという理由でそれを中止する場合（消極的行為）、「苦痛の緩和を意図し」て、「死が早まることを許容し」ていることになる。そうであれば、倫理的な評価の境界線を引くとすると、積極的な行為と消極的な行為の間ではなく、「死を意図して」と「緩和を意図して」との間が有効である、というのが、緩和医療の倫理である。

　したがって、積極的と消極的の差が無効だということから、シンガーのように結果としてどうであるかの論に移ることには必然性がない。むしろ、医療行為のそれぞれについて、意図を明確に記述するという実践を伴いつつ、その延長上で、安楽死を巡る問題をも考えるべきだろう。つまり、シンガーは

(1) 自分の意図的にしたことについては責任があるが、故意に防ごうとしなかったことについては責任がない

という考えを伝統的なものと見て，「した」こと（＝積極的行為）と「防ごうとしなかった」こと（＝消極的行為）との間に倫理的な線引きをするあり方を批判した点は正しい。つまり私は，従来の，「消極的な安楽死ならよい」とするような正当化論をシンガーと共に批判する。が，それはシンガーのように，従来の

(2) 罪のない人間の生命を決して意図的に奪うな

を捨てて，代わりに

(3) 決定したことの結果に責任を持て

を立てることを帰結しはしないのである。

実際，(1)に対するシンガーの批判から論理的に帰結するのは，(1)を次の(1)′のように改訂することである。

(1)′ 自分が意図的にしたことについて責任がある（ただしここで，「防ごうとしなかったこと」も「したこと」に含まれる）

そして、⑴′と⑵を保持することから生じるのが、上に言及した緩和医療の倫理であって、これによって緩和のための医療行為が縮命を結果するケースが正当化される。だが、ここから意図に注目することを捨てて、結果の如何を問題にするというシンガー的倫理に突進するならば、いわゆる「結果オーライ」の行為への防御ができなくなってしまうであろう。意図的であってもなくても結果として縮命となったならば倫理的に同じだ、という考えが終末期医療の現場で流通したらどういう事態になるだろうか。たとえどっちみち結果は同じであっても、その現場で医療者がどのような姿勢で、何を意図して行為するかが問題だ、というところで歯止めをかけるからこそ、患者を人間として尊重しようという姿勢も保たれるのではないだろうか（ここは私のきらいな論じ方になってしまっているが）。

もちろん意図を問題にすることは、結果を問題にしないことではなく、大いに結果も問題にしているのである。「医療の目的は、ＱＯＬと余命の積を可能な限り最大にすることだ」という設定にしたがって、医療者は「ＱＯＬと余命の積を可能な限り最大にすること」を意図して行為を選択し、実行する。つまり「ＱＯＬと余命の積を可能な限り最大にする」という結果を出そうとしているのである。行為の意図とは、多くの場合「如何なる結果を出すか」についての意図なのだ。

ここで、例えば行為の結果患者が死に至ったとしよう。シンガー的には「どういう意図にせよ、死という結果に変わりないのだから、医療者の責任に変わりはない」ということになりそうである。だが、実践的には、医療者がどういうつもりでその行為を選択したかによって、その医療者は責められることもあれば、認められることもある。例えばその時の投薬が、患者に及ぼす影響について十分考慮していなかったという場合と、それを考慮しはし、死期が早まることを予想してはいたが、苦痛緩和を優先させたという場合や、十分事前に調べたけれどもこれまでにその薬がそのような効果を持つことは知られていなかったという場合とでは、医療行為の評価は違ってくるし、それが常識的にも当然ではないか。

確かに(3)がいうように、医療者に限らず、私たちは自分がしたことの結果に責任をもたねばならないのは確かである。だが、その結果について責任を云々する際には、意図を吟味するという作業が伴うのでなければならない。そしてそういう場合の意図の核には「どういう結果を出そうとしたか」についての意図が含まれている。そういう意味で、倫理的には、結果自体ではなく、意図の如何こそが決定的なのである。この点で、シンガーのように意図について語る(2)を捨てて、結果に注目する(3)を立てよと主張することは、結果だけが問題だと主張することになってしまい、少なくとも医療現場に不適切な主張だと言わざるを得ない。

以上、私が指摘したのは、意図を捨てて結果論に走るのではなく、意図論を大事にすることが倫理的視点にとっては大事だということ、かつ、意図論の文脈においてこそ結果についても十分吟味できるのだということである。

II　個と共同

第5章　言葉を交わし得る者である人間

本章以下の第Ⅱ部のテーマは「個と共同」である。既に第Ⅰ部においても、人間を共に言葉に与る者として理解することを土台にし、価値ないし良い生について探求することを通して、人間とはどのような者であるかの考察に入り込んでいるのであるが、以下では特に、個として自らの意志に即して生きることと、共にある者として他者の意志を尊重することとをどう調和させつつ在るべきか、といったことがテーマとなる。それは、臨床現場では、患者・家族、そして医療者が共同で活動を進めて行く時に、どのように選択ないし決定に至るのか、という問題でもある。これに取り組むにあたって、本章および次章は、アプローチとしては、第1章、第2章に続く考察にあてられる。

私たちの現実の〈人間〉理解が本章のテーマである。これについて以下では二つの話をすることになる。第一は私たちが〈人間〉ということで何を理解しているかというものであり、第二は人格としての〈私〉自身がどのようにして成り立ったかということである。二つのお話しを通して、言語に与かる人間という事態が如何に私たちの人間理解に、また、そもそも人間としての特質を備えた私の成立に深く関わっているかが提示されるであろう。

5・1　〈人間〉はどのような対応姿勢の相手か

さて、右の第一の点から始めよう。第2章で提示した語彙のネットワークの理解に基づくならば、なぜ人間を人間として他のものから区別して分類しているか（あるいは、この語のネットワーク上での位置）についても、〈ひと〉や〈人間〉という名で他のものと呼び分ける際に、私たちは人間に対する時とその他の存在者に対する時とで対応姿勢をどのように差異化しているのかを明らかにすることによって答えられることになる。私たちは誰でも人間とそれ以外のものとを現に区別しており――すなわち、対応姿勢を差異化しており――、それに伴って「人」とか「人間」とかいう語を使っている。つまり、これが「人」・「人間」という語の意味を知っているということにほかならない。だから、私たちは以下で「〈人間〉とは何か」を、すなわち、語「人間」の意味を問うことにもなる。

言葉の習得過程を記述すること＝お伽話　さて、私は〈人間〉という言葉が、どのように差異化した対応姿勢と対になっているかを記述するために、ウィトゲンシュタインの提案(1)を実践して、幼児はどのようにして「人間」ということばを習得するかを描くことから始めようと思う。ただし、断わっておくが、この習得過程の記述もまた哲学的記述であって、幼児の発達を観察しながらの記述（つまり発達心理学なり行動科学なりがやりそうな科学的な記述）ではない。そうではなく、私は「習得過程を記述する」という仕方で、私自身のこの語についての理解を記述しようとしている。ここでわざわざ習得過程の記述という途を採るのは、そのような場面を仮想して記述を試みることによって、現在の私が「人間」について持つ重層的で、込み入った理解の中からよりプリミティヴな層を探り出す視点を得るためにほかならない。

つまり、これはいわば〈お伽話〉なのであって、「人間」という語を使える他の当事者が私のお伽話を聞いて「そうだ、あなたは私の語感をうまく語った」と言ってくれるかどうかにその当否はかかっていることになる。以下、しばらく「お伽話」というには程遠い、無粋な文体での語りに付き合って頂きたい。

お伽話『幼児はどのように〈人間〉を習得するか』

a　幼児が最初に呼ぶようになるのは「おかあさん」「おとうさん」など、自分と関係のある特定の個人でありましょう。自分との関係がある者とは、現に言葉掛けと行動のコミュニケーション（乳を飲ませてくれる、おむつを取り替えてくれるといった）を仕掛けてくる相手に他なりません。呼び分けられることなくカオスとしてあるだけの背景の中から、これら少数の人間が「おかあさん」「おとうさん」という呼び名と共に、幼児の前にかたちあるものとなって姿を現わしてくるのです。幼児は更に「オッパイ」「チッチ」といった語を使うようになりますが、これらもまた、このコミュニケーションにおいて使われつつ、かたちをとって来た事柄に対応する語です。

b　やがて幼児はより多くの人とそれぞれ違う関係を持ち、それぞれに応じた振舞い（コミュニケーションを仕掛けること、受けること）を習得し、また呼び分けるようになります。その相手は日常的に付き合う相手（いわば家族）ですが、この段階では猫のモンチも、人形のリカちゃんも、家族の一員（＝コミュニケーションの相手）として人間から区別されていません。さらにまた、雲や木々に対してすらも対話の相手であるかのように対応することがあります。「めぐちゃんがいい子だから、お日さまが笑ってるよ」というような言い方が抵抗なく通じるのです。これを「擬人的な表現」とか「アニミズムの時期」とか称するのは勝手ですが、幼児がしていることを「人格ではないものを人格であるかのように考え、語る」と記述するのは、外からの記述でしょう。コミュニケーションの相手として応対するというのが、この段階で幼児が習得した唯一の、他者との関係の仕方なのですから、幼児に対して現われてくるものはそれが何であれ、コミュニケーションの相手として幼児はこれに向かうしかないわけです。

c　さて、まさにこの点において、人間に対する場合とそれ以外のものに対する場合とで、対応の仕方を区別することを幼児は学びます。おじいちゃんやお兄ちゃんとコミュニケーションが成り立つようには、モンチャやリカチャン人形とはコミュニケーション出来ないという差異が、人間とそれ以外の者との差異化のポイントとなるのです。もちろん人間と猫との区別が出来る大人も、人間に対して話すようにモンチに話し掛けることがあります。動物との間にコミュニケーションが成り立つと考える飼い主はたくさんいます。しかし、その場合でも人間同士のコミュニケーションを標準にして、それに準じるコミュニケーションが動物との間にも成り立つと考えるのであって、その逆ではありません（動物相手のほうがより深いコミュニケーションが成り立つと主張する場合ですら、人間同士の理想的コミュニケーションを標準としてこう考えているはずです）――あくまでも「人間に対するように動物に接する」のであって、「動物に接するように人間に接する」のではありません。言い換えれば、このような場合でも、両者に対する対応をこの点で一旦差異化した上で、「動物とだって、人間と同様の、否、それ以上のコミュニケーションが成り立つ」と主張しているのです。

d　こうして、コミュニケーション（＝言葉を交わすこと）が成り立たないという点で、〈実は人間ではなかったもの〉が排除される一方、現にコミュニケーション関係にない「よそのひと」が人として把握されるようになります。〈よそのひと〉として把握するとは、〈もし自分がその相手と応対するとすれば、ことばを交わす相手として応対するのだ〉ということを理解することです。「よそのひと」が〈コミュニケーション可能な相手〉にほかならないことは、どういう文脈でこの言語表現が初めて登場するかを見れば明らかです。いわく「よそのひとから勝手にものを貰ってはいけません」「よそのひとから誘われても、ついて行ってはいけません」――これらはまさにコミュニケーションを禁止ないし規制する戒めですが、このようにわざわざ釘を刺す必要があるのは、幼児がこれまで家族を相手にしてきたコミュニケーションと同じことを、〈よそのひと〉とも出来るからにほかなりません。おじいちゃん、お兄ちゃんからはものを貰ってもいい、公園に連れてってもらってもいいけれど、同じことを「よその人」とやってはいけないということ、それは〈よそのひと〉ともそれが可能であること、それにもかかわらず〈うちのひと〉に対するのと同じ対応姿勢をとってはいけないということを示しています。

また〈ひとみしり〉と呼ばれる幼児の対応の仕方があります。コミュニケーション可能な新しい相手に向かった時に、現にコミュニケーションをする相手として応対すべく促されていることを自覚しているからこそ、そうすることを嫌がる反応が出るのです。人見知りは他人をまさに〈よそのひと〉として認め始めたことを示すものでしょう。

こうして幼児は様々な人を、そして〈ひと〉と〈ひと以外のもの〉とを区別することを学んだのです。彼はそれを現に彼と関係する相手との間で、コミュニケーション関係が成り立つかどうかということによって、言い替えれば、コミュニケーションをする姿勢で向かう相手であるか、それともそういう姿勢で向かえない相手であるかということによって区別するようになりました。さらにそこから現にコミュニケーション関係になくても、そのような関わりが可能であるかどうかによって、区別するようになったのです。

繰り返すが、右のお伽話は現実の幼児の体験を記述したものではなく、私の現在の〈人間〉理解を記述したものであって、読者諸氏はこれを聞いてうなづけるかどうかを検討していただきたい。もし、あなたがこのお話を受け入れてくださるならば、私たちは人間に対する時と、それ以外のものに対する時とでコミュニケーション可能な相手としてこれに向かうかどうかという点で対応姿勢を差異化していることを認めてもいただけよう。これは「〈人間〉とは何か」に対して、「ことばを交わし得る相手だ」と、相手に向かう私たち自身の対応姿勢（＝言葉を交わすという姿勢）を規定しつつ、答えることに他ならない。

言葉を交わし得る相手としての人間ないし人格　こうして、用法の習得過程に注目すれば、〈人間〉はまず、さしあたり、〈言葉を交わし得る相手として私たちが応対するような対象〉として世界のなかから切り出されてくる。この限りではこれはより正確に限定する時には〈人格〉という語が適切なものであろう。そこで〈人間〉と〈人格〉の重なりとずれについては次のような記述を付け加えたい。

人間とその他のものが差異化する仕方は以上のような次第である。だが、これは私たちが出会うものが〈言葉を交わし得る相手〉であるかどうかをどう判別するかの話ではない。通常、人間かどうかの判別には見た目ないし見え形による途が使われる。その判別が有効であるのは、通常は「言葉を交わし得る相手」には共通のある見た目のかたち（タイプ）があるからである。つまりそれらは「人間の形」をしている。ただし、「人間の見え形」とは確かに差し当たり身体の形であるが、ここではそればかりでなく「人間から生れたもの」というような形をも含めて考えている。さて、だが見え形による判別は有効だとは限らないのであって、人間のかたちをしていても、コミュニケーションが成り立たないことだってある（等身大の人形だったというような場合）。逆に、私たちにとって現実に言葉を交わしたことのある相手は、いわゆる人間の見え形をしたものだけであるとしても、神や仏といった存在を想定する時に、あるいはお話の世界で動物たちが言葉を語り、またETと出会うといった事態を想定する時に、現実の言葉を交わし得る相手に共通の見た目（＝人間の形）と、言葉を交わし得るということとが差異化する。そこで、「言葉を交わし得る相手であって、言葉を交わし得る現実の相手に共通の見え形を備えたもの」を「人間」といい、ただ「言葉を交わし得る相手」には「人格」という語をあてることになる。このように、人間（人格）をその他のものから差異化して一つの種として把握する根拠である「言葉を交わし得る相手」ということと、人間であるかどうかを個別に判別する際の基準となる「見え形」とは別のこととして把握されるべきであろう。

〈言葉を交わし得る〉ということについて　――あなたの説明に従うと、言葉を交わし得ない相手は人間でないことになるが、それでいいのだろうか？　たとえば重い障害を持って生れて来た子たちや、いわゆる植物人間と呼ばれる存在は人間ではないことになってしまうのだろうか？

その点については、私は「言葉を交わし得る」「コミュニケーション可能」という際の「得る」「可能」という〈可能性〉をどう理解するかを分析することに基づいて答えよう。

お伽話の中で既に、〈よそのひと〉の導入において「現にことばを交わす相手」から「ことばを交わし得る相手」へと人間の範囲は広がると語った。これは言語を習得する子供が、自分が現に把握している世界の範囲を越えて、世界が時空的に広がっていることを認めることを伴っている。可能性を導入することによって世界が拡張するということだ。そもそも普通名の使い方を理解するには、この可能性の導入が必要になる――「犬」ということを理解するとは現に見知っているポチやジョンについて「犬」という語が使われると知ること以上のことなのだから。それは現に自分の把握している世界の範囲には見出されないとしても、何かが自分に対して新たに現前してきたときに「犬かどうか」を判別できるということを含んでいる。つまり、「犬」とは「現に知っているポチやジョンに対すると同様に対応し得る相手」として把握されていると言えよう（「同様に対応し得る」からこそ、「そうしてはいけない」と、つまり「噛まれるといけないから、よその犬にすぐ手を出してはいけません」と注意する必要が生じる）。

今人間は「ことばを交わし得る相手」として理解された。それは「ことばを交わすという状況が考えられる相手」ということに他ならないだろう。例えば、まだ言葉を話さない乳児について、私たちはやがてこの子はことばを話すようになると理解して「ことばを交わし得る相手」だとこの子を認める。では脳に重大な欠陥があるため、生涯言語を使う能力を持たないだろうと診断された幼児についてはどうか。やはり私たちはこの子を人間として認めるのではないか。それはその幼児が言葉を話せるようになるという状況を、物語の世界のこととしてでなく、想定できるからだ。そういう事態が生じたとすれば私たちは「奇跡的だ」と言いつつも喜ぶに違いない。だが、現実のこととして「馬がことばを話す」ということが生じたとすれば、私たちは混乱し、気味悪く思い、むしろ、これが馬であることを疑うだろう。障害を持つ幼児が「現実には話せない」のと馬が「話せない」のとの間には、可能性の程度に決定的な差がある。前者はあくまでも人間であり、「話し得る者」だからである。

あなたの右の論は、「その子には言葉を交わす可能性があるから人間だ」というものではなく、「人間だから、言葉を交わす可能性がある」としている――つまりそれはあなたの言う〈論理的可能性〉に違いない。(2) では、何をもってそのような障害をもった幼児を「あくまでも人間だ」と認めるのか。

ある重篤な障害のある幼児をみて、「障害ないし欠陥がある」と私たちは語った。その時に私たちは、言葉を交わす自然的可能性がある相手が人間であるとしたうえで、本来そうあるはずの存在に障害ないし欠陥が生じた結果、言葉を交わす自然的可能性が失われた、とみている。そこで、あなたの質問は、「なぜこの子に言葉を交わす自然的可能性がないのは欠陥だとし、他方、あの猫については可能性がないのが本来だとするのか」ということになる。――さしあたって、人間から生まれたからだ、と先に「見え形」による判別といったことで、応えるしかなさそうである。そして、その判別の仕方につきまとう曖昧さと無縁でないのが、障害の程度が極端なものである場合を想定した時にはもはや「幼児（＝人間）」とは言えなくなるだろうが、どこまでなら「幼児」なのかという明確な線引きはできないだろうという点である。

5・2　人格としての〈私〉の成立

前節では、私たちが他者を「ひと」として差異化し、応対するときにどのようにそうしているのか、を語彙のネットワーク論の視点から考えた。次に、そのように言語を使い、公共的言語に参与する人間としての〈わたし＝人格〉がどのようにして成立しているかを、言語ゲーム論の視点から考える。

幼児は言語ゲームを習得することを通して、コミュニケーションの当事者となり、行為の主体となることができるようになる——人格の成立もまたこの習得の過程に依っている。以下ではこのような理解を幼児の成長に即して提示してみる。ただし、以下で幼児の言語ゲーム習得を人格と行為の成立の根拠とするのも、観察によって、あるいは何らかの科学的理論に基づいて得た結論としてではない。むしろ、私は自分のしているコミュニケーションをどう記述するかを考える中で、こういうお話として現在の私を記述することが適切であるということを、読者に提示し、説得しようとしている。今の私は生まれたときから言語を使えたわけではなく、初めはいわば単なるハードウエアであって、その時にはまだ〈私〉はなかったと言うしかない(3)——このような想定に立って、では如何にしてソフトウエアが動くようになったのかを語るのが、「言語ゲームを仕込まれて…」という語り方である。私はこれが自分が現在しているコミュニケーションにうまく合った説明だと感じ、読者もまたそれぞれの現在のあり方をうまく説明していると思うのではないかと期待している。つまり、これは神話（ミュトス）やある種のお伽話が、現実の世界についての理解をその由来を説くという仕方で語るように、現実の私のあり方について語るもの、いわばお伽話である。

5・2・1　さまざまな言語ゲームの習得

例えば、私が何かをしたいと思ってする行為を取り上げて、そのプロセスを記述して見よう。行為が企てられてから終了するまでに、私は実に多くのことを自問自答している——自問自答という仕方で思っている——ことが明らかである：

「何か食べたい！」と私は私自身に訴える。

「よしよし、何か食べよう！何にしようか？」と私は私に応じる。

「カップ・ヌードルがいいんじゃないか」と私は私に提案する。


……


「どうだ、おいしかったか？」と私は私に聞く。

「まああだったな。ともかく満腹したよ」と私は答える。

「もっと食べようか？」

「いや、もういいよ。これ以上食べると太っちゃうし」。

どうして自問自答という思い方をするのだろうか――〈したいことをする〉行為の仕方をコミュニケーションのプロセスとして学んだからだ、と答えたい。右に書き出してみた自問自答はそのまま、幼児の頃の私が私を養ってくれた大人たちと交わした、言葉と振舞いのやり取りではないか（第1章で提示した基礎コミュニケーションパターン、ことに一三頁の図Bを参照）。そのやり取りのなかでわたしは〈食べる〉ことを学んだのである。それは同時に、食べたいという欲求から始まり食べて満足して終わる、言葉と振舞いのやり取りの仕方（「食事の言語ゲーム」とでも呼ぼう）を学ぶことでもあった。言語ゲームの仕方に慣れるということにおいて、食事という行為の全体と共に、欲求することや満足することすらも学んだ――これらもまた、優れて言語とともに成り立つことである。

ここで、こういうタイプのやりとりを〈言語ゲーム〉と呼ぶのは、やり取りの一タイプ全体がもっともプリミティヴなものとしてあるのであって、それを構成する個々の要素はその全体の中で一つの位置を占めるものとして決まる、という理解を込めてである。右の例で言えば「食べたがる」ということは食事の言語ゲーム全体が分かって（できて）はじめて分かる（できる）ことである。「食べたがる」際に私がしていることはある合図であり、かつこの合図をすれば食べ物が提供され、満足に至るであろうと見込んでいる――これが「食べたがる」ことであるが、それは食事の言語ゲーム全体を把握して、それを仕掛けることにほかならないのである。

もう一例「痛い」ということを見よう。「痛い」も「お腹がすいた」も「お尻が濡れて気持ち悪い」も区別なく、ただ泣くだけだった幼児は、あるときには「お乳が欲しいのね、よしよし」と、またある時には「おやここが痛いの！　よしよし」と区別した応対をされることによって別々の言語ゲームを仕掛けることを学び、ついには次のようなやり取りができるようになる。


「おかあさん、ここが痛いよう！」

「よしよし、ちょっと見せてご覧！　まあ膝小僧をすりむいたのね。じゃあお薬をつけましょうね」

……

「はい、これでいいでしょう。ほれ痛いの痛いの飛んでいけ！　これでどうかな？」

「うん、よくなった。ありがとう！」


これを〈痛みの言語ゲーム〉と呼んでおこう。「痛い」ということはこのゲームを仕掛ける合図であって、決して「私には痛むという状況があります」という報告などではなく、誰かがこのゲームを受けて立って助けてくれるだろう、という見込みを伴うものである。

5・2・2　私の二重化＝人格の成立

はじめは、私はこのようなコミュニケーションのプロセスないし個々の言語ゲームを通して、おむつを取り替えてもらい、食べさせてもらい、着替えさせてもらっていた。やがて私はそれらを自分でやるようになった。自分でおしっこに行く・自分で着替える・自分で食べ物を見つけて食べる・自分で痛みを取り去る処置をする…というように。しかし自分でそれらをやるとき、私はかつて私の相手をし、私に何かをしてくれていたコミュニケーションの相手の役割をも私自身が受け持つという仕方で、自分でやるようになったのだ。

こうして、何かをしたいというところから始まり、自分で行動し、「これでよい」として終える行為が成立する。つまり、欲求に発する行為は、実は言語的コミュニケーションの成立を前提にして成立し得たものなのである。行為は〈したいと思ってする〉ものばかりではない。ほかに例えば〈することを求められていると思ってする〉ものもあり、これも以上と同様に把握できるのであって、既に挙げた食事ゲーム・痛みゲームなどの仕掛け手ではなく受け手となることを学び、それを独りでするようになったのがこれである。

私が単独で勝手に行う行為について他の事例を吟味しても、以上の事例に準じた分析ができよう。結局、私が単独で行う行為といえども、まったく勝手に行う訳には行かないのである。私は私と対話しながら行為を進めざるを得ないのであり、したがって、私にできるのは、何をするのかということが言語によって掴まれた、かたちのある行為のみである。この場合に行為の主体は私であるということは確かである。ただしその私は、行為に際していわば二重化している——行為を要請し、評価する私と、要請を受けて立ち、行為を実行する私とに。この二重化の起源は、人間の行為が複数の人間のコミュニケーションのプロセスとして成立するというところにあり、従って私のこのような二重化において、私は単なる私ではなく、〈私たち〉というあり方に与る私である。行為は単なる私の行為ではなく、二重化した私−私たちの共同の行為である。

〈二重化した私〉の成立こそが人格の現実の成立にほかならない。自問自答できるということ、行為を実行するばかりでなく、選択しまた評価できるということが、責任を取り得る主体、対応能力のある主体の必要条件だからである。

5・2・3　複数の言語ゲーム・複数の私の並立

哲学・倫理学の世界で古くからテーマとなってきた問題がある。「アクラシア」というギリシア語（通常「意志の弱さ」「無抑制」などと訳される）で呼ばれる問題であって、アリストテレスの『ニコマコス倫理学』（第7巻）で提示され、やがては新約聖書文書群のひとつ、パウロによる『ローマ人への手紙』（7章）などと結び付けられて考えられるようにもなったものである。[4] 後者は次のように語る。

「わたしは自分のしていることが分かりません。自分が望むことは実行せず、かえって憎んでいることをするからです。もし、望まないことを行っているとすれば……そういうことを行っているのは、もはやわたしではなく、わたしの中に住んでいる罪なのです」（新共同訳による）

他方、アリストテレス的問題提起を私なりにパラフレイズするとこうなる。例えば、今私の前にチェリー・パイが置かれたとする。私は一方ではこう思う――

「おいしそうだな、ボクはチェリー・パイが大好物なんだ／よし、食べよう」。

しかしまたこう思いもする――

「これは甘そうだな。甘いものを食べると太るからな。これ以上太ると服が着れなくなっちゃうし、困るよな。うん、食べないでおこう」。

こうして相反する行為を帰結する二つの筋が並立するが、結局私はどちらかの筋に従って行動するだろう。そのとき私は結局自己の置かれた状況を、

「私の前にはおいしいチェリー・パイが提供されている」

ととるか、

「私の前には食べると太ってしまうものが提供されている」

ととるかである。この二つの状況把握の一方が現実化し、他方が背景に退く（いわば眠る）ことに対応して、食べるか食べないかのいずれかの行動が帰結する。

このパラフレイズがアリストテレスの意図を適切に伝えるものかどうかにすら、研究者たちには大いに異論があるだろう。しかし、ここはそれにかまっている場所ではないので、私なりに勝手に話を進めて、さらにこのパラフレイズをパラフレイズしてしまう――

チェリー・パイが置かれた状況で、私には二つの言語ゲームが可能である。ひとつは当面の欲求に

したがって行為し、満足するゲームである。目の前におかれたものはまさにチェリー・パイとして、すなわち嗜好にあうようにと作られた食べ物の一種として把握される。このような状況把握はそれに対応する私の欲求を直接誘う――言語ゲームは仕掛けられたのである。

もう一つのゲームは誘い出された当面の欲求に基づいてではなく、より長いスパンで私の状況を把握し、その文脈のなかに現在の状況を位置づけて行動を選択するゲームである。

第一のゲームをする私も、第二のゲームをする私もそれぞれ二重化した私である。それぞれが私同士の対話を進めながらゲームをしようとする。ここで、アリストテレスが（そしてもっと別のいわば深刻な状況でであれパウロも）気付いているのは、第一と第二のゲームのどちらをするかを選択する私というものはない、ということであろう。言い替えれば、この二つのゲームの一方を選択するゲームというのは、言語ゲームのストックのうちにはないのである。むしろ、どちらのゲームの主体である私が活性化するかによって行動が決まる。そこで私が第一のゲームをするとなると、その私の論理の中で「まあちょっとくらい食べても、太らないですむだろう」などとする。このとき第二のゲームの私は、こう言って第一のゲームの私に同意したというよりは、むしろ不活性となり、背景に退いてしまったのである。そしてままあることには、食べ終わってしまってから第二のゲームの私が登場して「いやしまったなぁ、また食べちゃった／太るぞこれは／よしこれからはもう甘いものは食べないぞ」などと考えるのである。また「自分では食べるまいと思うんですがね、チェリー・パイには目がなくてつい手が出ちゃうんですよ」などと弁解する。食べたいと思って食べている時と、食べ終わってから後悔する時とでは、私の考えと行動は一貫していないのである。こうして、行為の主体として人格ないし私を考えたとき、それは独りで言語ゲームができることによって二重化した私として成立したということ、したがって多くの言語ゲーム（の種類）に対応して多くの私が有り得、多くの言語ゲーム（のプログラム）が私のうちにストックされてあることに対応して、それらの言語ゲームの主体である多くの私がストックされているということになる。

だがそうなると、言語ゲームをどう分類するかにもよるが、ゲームの主体としての私はかなりの数になってしまうのではないか――そこでもう一つの要素を入れておかねばならない。複数のゲーム間には、同時にはどちらか一方しかできない関係にあるものもあれば、両方平行してすることができるものもある。またそもそもどちらか一方を選ぶ必要があるような状況が生じえない関係にあるものもある。またゲームの主体である私の役割がこのゲームとあのゲームとでは類似していることもある――「痛がる」私と「寒がる」私とは、二重化以前のただ保護者の助けを求める私の役割をしているという点で似ている。このような類似した私をひとつにまとめていくと、結局ある考えられる状況で両立しない言語ゲームが最高幾つ有り得るかに応じて、私のうちにストックされているゲームの主体である私の必要最低数が決まるだろう。

ひとりが社会で仕事をする人格と家庭で父親としてある人格といった複数の役割を果たすだの、公人としてはこうだが私人としてはどうだといった把握の仕方も同様にして言語ゲームの当事者である人格という考えに基づいて分析できるだろう。

第6章　共同行為の地平を拓く

本章の課題は、複数の主体が共同で行う行為――共同行為――である。ただし、これはある行為者が単独で行う行為は考察しないということではない。むしろ、人間のすべての行為は、行為者単独の行為ではなく、行為者が誰かを相手にして、その相手と共同で行うという性格――共同性――を帯びている、ということを提示しつつ、私たちが人間を相手にして為す行為、相手と共に為す行為を分析する手掛かりを求めようと思う。それはまた、行為を倫理的に評価する際の視点を求めることともなろう。以下では次のような順序で論を進める。

(1) あらゆる行為が複数の人間の言葉と振舞いのやりとりのプロセスとしてなされている。したがってあらゆる行為には複数の人間の共同行為であるという共同性がある。

(2) 共同行為の共同性は、自律した複数の人間による共同の決定と実行の分担として性格づけられる。行為に参加する複数の主体は互いに向かい合うことと、共に何かに向かう（何かに与る）こととの相互交替であるコミュニケーションのプロセスとして行為を遂行する。

(3) 複数の人格の間に成立する〈信じる〉とか〈愛する〉といった、倫理的に価値あることと認められてきたことは、この共同行為のあるべき姿を指すものにほかならない。また私たちがどこかで〈希望〉をもつということがあるとすれば、それもまたこの共同性においてであろう。

論述に先立って、私がこのテーマを選ぶにあたって抱いている問題意識に触れておこう。医療の現場で、インフォームド・コンセントと呼ばれるプロセスが倫理的に必要なこととして強調されている。尊厳死や臓器の提供といったトピックにおいても、医療者の裁量権を侵さない限り患者本人が決定権を持つという考え方が主流である。しかし、そこで描かれている医療者―患者関係は対立ないし緊張関係にあるものであり、医療者の裁量権と患者の自己決定権を軸とする考え方は、両者を調停し、両者が主権を持つ領域の境界を定めて、争いが起こらないようにするという発想によっている。これは法的な発想であっても、倫理的な発想ではない（あるいは喧嘩をしないための倫理ではあっても、仲良くするための倫理ではない）。そこで、両者のよりよいあり方、理想的なあり方を探るためには医療者―患者が信頼関係にあるときの医療行為の進み方を描き、そこでは両者がどのように行為に参与することになるかを分析しなければならない。このような現場の問題から、私は人間の人間に対する行為を考え直す必要を感じたわけである（清水 1997：第3章）。

6・1　行為の共同性

はじめに、典型的な共同行為に限らず、あらゆる行為が複数の人間の言葉と振る舞いのやりとりのプロセスとしてなされており、したがってあらゆる行為には複数の人間の共同行為であるという共同性があることを提示したい。

6・1・1　単独でする行為の場合

まず、私が単独で、しかも特に人間を相手にするといったこともなく、為す行為について検討しよう。なかでも一番分かり易いのは、何かを〈したいと思ってする〉場合であろう。その場合一般に行為はどのように進行するであろうか。例えば私が「何か食べたい」と思うとする。私は「何を食べようか。どうやって食べたいものを手に入れようか」と考え出すだろう。「そうだ、丁度この近くにおいしいカレーを食べさせる店があるから、そこに行こう」と方針を立てる。行ってみて、休みだったとすると「残念！　では、しょうがないからハンバーガーにしておこう」と方針を変え、Mバーガーに行って、チーズバーガーを入手し、食べ、「ああ、おいしかった、と言うほどでもないけど、まあまあ満足できたな。これでよし！」と思って、なにかを食べる行為が終わる。

このようにプロセスを記述して見ると、行為が企てられてから終了するまでに、私は実に多くのことを自問自答している。前章では、この自問自答に私の二重化を見出し、人格の成立を見たのである。自問自答はそのまま、幼児の頃の私が私を養ってくれた大人たちと交わした、言葉と振舞いのやり取りであり、そのやり取りのなかで私はご飯にありつき、〈食べる〉ことを学んだのである。

はじめは、私はこのようなコミュニケーションのプロセスを通して、いろいろなことを「してもらって」いた。やがて私はそれらを自分でやるようになった。しかし自分でそれらをやるとき、私はかつて私の相手をし、私になにかをしてくれていたコミュニケーションの相手の役割をも私自身が受け持つという仕方で、自分でやるようになった。――すなわち、何かをしたいというところから始まり、自分で行為をし、「これでよい」として終える行為の成立である。

次に、〈この状況ではこうしたほうがいいだろう〉と思って何かをする場合について――例えば、道路に散らかっている塵を私が拾って片づけるとする。このとき私は「公共の場所に塵を散らかしておくべきではない」と思い、塵を片づけ、「これでいいだろう」と思う。つまり、ここでも次のようなコミュニケーションのプロセスを想定している。

「公共の場所に塵を散らかしておいてはいけません！」
「はい、わかりました。そうします。」
「おや、塵が散らかっているな。よし、片づけよう」
……

「よしよし。よくやりました！　それでよいのです。」

この場合私はどこからか私に指令する声を想定し、それに応じるという仕方で行為に取りかかり、その声が「よくやった。それでよし！」と誉め言葉を語りかけてくるだろうとの判断（すなわち「これでいいだろう」）で行為を終わる。

つまり、コミュニケーションの相手から何かを依頼ないし指令され、それに応じ、相手から「よし」との言葉を聞いて終わるというプロセスを想定しているのであり、それは私が幼児の頃に習得した、相手の依頼に応じる行為に遡源するものである。ただしここでは、私に依頼・指令する相手のことばを私自身が想定するという仕方でコミュニケーションのプロセスが進んでいる。

私が単独で勝手に行う行為について他の事例を吟味しても、これまでの事例に準じた分析ができよう。結局、私が単独で行う行為といえども、まったく勝手に行う訳には行かないのである。私は私と対話しながら行為を進めざるを得ないのであり、したがって、私にできるのは、何をするのかということが言語によって掴まれた、かたちをなしている行為のみである。この場合に行為の主体は私であるということは確かである。ただしその私は、行為に際していわば二重化している――行為を要請し、評価する私と、要請を受けて立ち、行為を実行する私とに。この二重化の起源は、人間の行為が複数の人間のコミュニケーションのプロセスとして成立するというところにあり、従って私のこのような二重化において、私は単なる私ではなく、〈私たち〉というあり方に与る私である。行為は単なる私の行為ではなく、二重化した私――私たち――の共同の行為である。こうして、行為はコミュニケーションのプロセスであり、したがって言語的に掴まれていなければ行為ではないというところに、行為の共同性が現れている。

以上の議論に関連して若干のことを付言しておく。第一は、前章で論じたことだが、〈二重化した私〉の成立こそが人格の現実の成立にほかならないことの確認である。自問自答できるということ、行為を実行するばかりでなく、選択しまた評価できるということが、責任を取り得る主体、対応能力のある（competent）主体の必要条件だからである。

「見る」「触れる」といった感覚も、〈二重化した私〉の行為である。例えば、一方の私は「猫が見える」と考えつつ、猫を見る。他方の私は「私は猫を見ている」と私のしていることを把握する。そのとき猫を見る一方の私を、他方の私が見ている――猫を見る私は、見られる私となる。

第二に、習熟している行為については、いちいち〈二重化した私〉の間の対話などなされないではないか、という疑義が呈されるかも知れない。例えば、私は今パソコンのキーボードを叩いている。「わ」「た」「し」と打ち込むとき私は、「わたし」と打とうと思ってはいるが、どの指でどのキーを押すかをいちいち思ってはいない。かつては思っていたのである。つまり「左手薬指をやや左上方に伸ばしキーを押す／次に左小指が触っているキーを押す…」という運動は、かつては私にとって二重化した私が行うコミュニケーションのプロセスであったが、いまはもうそうではない。だが、これは行為の単位をどう把握するかということに関わる問題であって、私の二重化という考えに反する事例ではない。つまり、タイピングに習熟することによって、習熟してない時に比べて、行為の単位が変化したのである。かつては「左手薬指をやや左上方に伸ばしキーを押す…」といった〈身体運動〉記述が私の意識してする行為の記述であった。しかしいまや「「わたし」と打つ」という記述が、私が行為する現場での、私自身によるもっとも最小単位の行為記述であって、これこそ〈基礎行為〉の記述と呼ぶに相応しいだろう。これに対して「左手薬指をやや左上方に伸ばしキーを押す…」という記述は、私のしたことを後から説明するものではあっても、もはや行為の現場での私自身による記述ではない。とはいえ、「「わたし」と打って！」と思うレベルでは今も私は二重化しており、そこで私は私自身と対話しながら、この議論を書き続けている。

6・1・2　誰かに対して何かをする〈する〉は〈される〉によって裏うちされる

人間を相手にする行為において、まず〈する私〉と〈される相手〉とは共同で、私が為す何かを何かとして成り立たせている、という点を確認しておこう。この事態は、私が人に何かをすることはコミュニケーションの場で成立するということに由来する。その場では通常、する側とされる側とが、振舞いにともなって、言語のやりとりを通して、何がなされているかを定めているからである。この限りでは、共同性を欠いていると見える、殴ったり見たりする行為すらも、私たちの共同の（共同でかたちをつくった）行為である。

つまり、行為主体が相手に「何かをする」ことは、相手が主体に「何かをされる」ことと表裏一体になっており、後者によって前者は裏打ちされている。

対人と対物とにかかわらず使える動詞の例として、〈見る〉を取り上げよう。見る行為について言えば、私が人を〈見る〉とき、その人は私に〈見られている〉――私が人を見ることは、その人が見られていることによって裏打ちされる。密かに人を見るとき、すなわちその人による「見られている」との認定なしにその人を見るとき、私はその人が見られていることに気づくのではないかと、緊張しかつ後ろめたさを覚えつつ見る。つまり、私は相手の認定なしに見ることがまっとうな行為ではないことを認めている。

これに対して、私が石を〈見る〉時に、石は私に〈見られ〉てはいない。「石が私によって見られる」は文法的に間違った文ではない。しかしそれは「私が石を見る」という事態の記述の単なる書き換えに過ぎないのであって、石に「私に見られる」という事態が生じているわけではない。逆に、「私が石に見られる」ということも時に生起し得るだろう――その時にも「石が私を見ている」という事態があるわけではない。つまり私は石を見はするが、その際に石と対話をしているわけではない(1)。一般に動詞の能動のかたちと受け身とは、一定の規則によって書き換え可能であるとしても、そのかたちに相当する事態が起こっているのは、人間においてのみである。〈される〉ことができるのは言語において生きる人間だけであり、つまり行為者の〈なす〉が相手の〈なされる〉によって裏打ちされるのは、相手が人間の場合に限る。そして、この違いは行為にコミュニケーションが伴うかどうかに由来するのである。物を相手とする場合には使用に適しない動詞もある。例えば「殴る」がこれである。私は岩を〈殴る〉ことができるだろうか——できないのではないか。私が人を殴ることが成立するのは、そのひとが私に殴られるということが起こるからだ。通常、その人は私の殴る行為を是認しないだろう。拒否するだろう。しかし私が殴る行為をする（した）と認め、そのことによって私の殴る行為を成立させていはする。「殴る」という動詞は、こうして「人（及びそれに準じる動物）に対する行為」にしか使われないのである。以上、人間を相手にする行為の場合、その行為が人間を相手にしたものとして成立するためには、その行為の何たるかが相手によって認定されることが不可欠であることを指摘した。ということは、行為者とその相手が、そこで何がなされるのかを共同で認定するコミュニケーションが何らか伴うことを要するということである。

行為へのされる側の参加　このように、人間を相手とする行為はコミュニケーションを伴っており、行為は言語による説明ないし意義付けを伴ってなされる。だが、行為に伴うコミュニケーションは行為のかたちを決めるばかりではない。また私たちは通常、行為に伴うコミュニケーションのプロセスにおいて、その行為について相手方の承認（ないし拒否しないこと）を確認すべきだと考えている——「相手の嫌がることはすべきでない」とか「される立場になって、してもらいたいと思うことをなせ」といったルールを妥当と考えている。「そうあるべきだ」とわざわざ考えるのは、そうしないことも可能だからだが、そうしない場合には、行為者は相手を人間として扱っていないことになろう。こうして、「人間を人間として相手にする」と言える行為は、コミュニケーションのプロセスとしてなされることになる。その結果、人を相手とし、かつ相手を人として扱いつつ為す行為は、為す側と為される側の共同の行為である。される側は、相手がすることをコミュニケーションにおいて承認ないし依頼し、そのことを通して行為に共同の主体として参加する。その承認ないし依頼は、当の行為の実行に際して、為される側が協力的な振舞いをすること（ないし非協力的振舞いをしないこと）の約束を含みもする。例えば母親が幼児に着替えをさせる行為を考えよう。その際に両者の間で取り交わされるであろう言葉と振舞いのやり取りを思い浮かべよう。幼児はそのときに伴うコミュニケーションのプロセスをも学習しつつ、着替えることを学んでいる。この幼児はまだ二重化した主体ではない。したがって、説明や承認というプロセスの各項は幼児に取っては、そういうかたちのものとしては把握されていない。むしろ、こうしたやり取り全体の学習を通して、説明を受けること、承認すること、協力すること等を学びつつある。それはともかく、ここで母親は幼児を着替えさせているのだが、着替えは両者の共同の行為であり、むしろ母親がしているのは「幼児の着替えを助ける」行為というべきだろう。「食べさせる」「教える」等も、みなこの種のものである。医療者が患者の世話をする状況も、これらとほぼ同様に記述できるだろう。ただし、この場合はコミュニケーションの当事者は、行為を未習得の幼児とは違い、それぞれ二重化した主体でもあって、それぞれが自己のうちで対話を進めながら、お互いに対話を遂行する。従って、これからしようとする行為の説明や同意がそれぞれ当事者によって「説明する」行為、「同意する」行為等と把握されつつなされている、あるいはなされるべきである。

「人を相手にする」行為においては、行為者とその相手とが〈向かい合う〉かたちをとる。コミュニケーションの成立とは、この〈向かい合い〉の成立にほかならない。

6・1・3 誰かと一緒に何かをする

誰かと一緒に何かをするという類の行為こそが、通常〈共同行為〉という用語で想い浮かべられるものであり、共同性がもっとも明示的なものであろう。このような行為がコミュニケーションのプロセスとしてなされることは明らかである。何かを共同でするためには、参加者による「何をするか」についての合意が成り立ち、かつそれに基づいて実行に際して各々がその分担を果たすことが必要であるが、それらはコミュニケーションなしには不可能だからである。

例えば、先に挙げた幼児の着替えは、幼児からすれば「お母さんと一緒に着替える」行為であろう。母親は「さあ、着替えましょう」といって、これから何をするかを提示し、子がそれをすることへの同意を求めることから始めるだろう。そして「右手をここに通して」とか「両手を挙げて」などと、子がすることを指示しつつ着替えを進めるだろう。幼児は着せ替え人形ではなく、行為をする気になり、それなりに自分のすべき分担を持ち協力することによって、行為の参加者となる。また、このとき両者は為そうとする行為を共に目指すこととなる。

一緒に何かをするとき、参加者すなわち行為の共同の主体は共に何かに向かい、何かに共に与っている。「一緒に」という共同性は、この向かうところ、与るものの共同性にほかならない。

よ。

6・1・4　看做しアニミズム

ここで〈看做しアニミズム〉と仮に呼ぶ、私たちの行為に際しての態度に触れておこう。それは、私たちがものを相手にする場合でも、ものをコミュニケーションの相手すなわち人格的存在であるかのように、ことを運ぶ場合のことである。ものを相手にする行為として、次のような事例を考えてみよ。

種を蒔く時に、種に向かって「早く芽を出せ！　出さぬと…」と言う。種を脅迫するようなこの発話では、相手を対等の人格と扱っているとは言えないけれども、このような発話をする以上は相手を何らか人格的存在と看做してはいる。また、またぎにとって、獣はあるときには好敵手・駆け引きの相手となる。そういう場合には、またぎは、人間を相手にした闘争ないし試合のように、心の中であたかも相手とのコミュニケーションが成り立っているかのようなことばの使用をしつつ、猟をするのであろう。

また、一緒に何かをする場面でも、道具や家畜等が、共同行為者と看做されるということが、しばしば起こる――コテツにむかって、「俺には生涯手前という、強え味方があったんだ」と語る場面を思い浮かべて見よ。

こうして種々の場面で可能な看做しアニミズムは、行為の原型がそもそも、人を相手にし、人と共に為すものであったことを示唆している。私たちが行為を学んだとき、それは確かに人を相手とし、また人と共にする行為だったのであり、コミュニケーションのプロセスとして遂行される行為だったのである。それが一方では、単独で何かをする際にも、主体である私が二重化して対話するという行為の仕方の起源となり、他方ではものを相手にする場合でも、あたかも人を相手にするかのように振る舞うという仕方の起源となっている、といえよう。

以上、行為には一般に共同行為であるという性格が何らか備っていることを提示した。考察を通して、その共同性が、行為一般の成立基盤にある典型的な共同行為——人間を相手にし、人間と共に為す行為——に由来することもまた、確認されたと思う。

6・2　共同行為の構造

さて、行為一般のあり方の基礎でもある典型的共同行為に向かおう。典型的共同行為は、既に言及した各々の共同性を十分備えるものである。すなわち、そのような行為に参加する主体は、(1)各々が二重化した私、つまり自律したことばの場に与る者であり、(2)行為のかたち、すなわちその何であるかを共同で把握し、かつ決定し、(3)その実行にあたっては各々の分担を果たすはずである。[2] 要するに、自律した複数の主体による共同の決定および実行の分担が、共同行為の要である。

ここで、共同行為に参加する主体たちの、〈互いに向かい合うとともに、共に何かに向かい、何かに与っている〉というあり方をより明らかにしたい。

〈向かい合う〉状況は、まさに言葉と振舞いのやり取り自体がそこにおいて経過するものである。

自律した主体にとっては、そのプロセスのひとつひとつが相手に対する（ないし相手からの）言語行為——約束する・提案する・プロポーズする・誘うといった、また同意する・受諾する・賛成する・拒否するといった——である。

〈共に同じものに与る〉かたちは、同じ釜の飯を食い「おいしいね」と言い合う、あるいは「いい湯だね」と同じ湯につかる、美しい景色を共に見て「すばらしいね」と同じ感動を味わう、といった場に生じる。このとき私たちは向かい合っているというよりは、隣りに並んで（手をつないで）同じ方向を向いて「…だね」と言い合い、何かを「分かちあって」いる（本書50頁も参照）。

このようなあり方が典型的に現れるのは、人間同士のコミュニケーションが学ばれる場においてである。すなわち例えば、親が子を片手に抱いて話しかけるという状況を想定していただきたい。そのとき両者は体を寄せ合いつつ、顔を向け合って話をしている。だがまたその体位は、親が「ほらあそこに猫がいるよ」などと言いながら、ある方向を指で示すことをきっかけに、両者が同じ方向を向く体位に直ちに変わり得るものである。こうして、〈向かい合う〉ことと〈同じものに向かう〉ことがあり、かつそれらが相互に交替し移行し合う状況が基本的なコミュニケーションの場に成立しており、またこれこそが幼児にとって親が〈傍らにいる〉ことの実質である。〈人（他者）と共にある〉ことの基盤はここにある。すなわち、私たちの現実のコミュニケーションにおけるふたつのかたちの由来は、母とその腕に抱かれた子との間で、文字通り「向き合う」と「同じ方向を向く」とが交替し合うというあり方にある。

ただし、今「二つのかたちの由来は……にある」と言ったのは、（既にいくつかの記述に際して断わり書きを付したのと同様に）観察によって、あるいは何らかの科学的理論に基づいて得た結論としてではない。むしろ、私は自分のしているコミュニケーションをどう記述するかを考える中で、この二つのかたちを見出し、これらを枠組みとしてコミュニケーションを記述することが適切であるということを、読者に提示し、説得しようとしている。その文脈で「この二つのかたちの由来は……」と言って、私はこれが自分が現在しているコミュニケーションにうまく合った説明だと感じ、読者もまたそれぞれの現在のあり方をうまく説明していると思うのではないかと期待している。つまり、これは神話（ミュトス）やある種のお伽噺が、現実の世界についての理解を、その由来を説くという仕方で語るように、現実のコミュニケーションについて語るもの、いわばお伽噺である。

また、〈互いに向かい合う〉と〈共に同じものに与る〉とは論理的に言って同時のことではなく、相互に交替し、移行し合う。「論理的に言って」というのは、この二つのかたちを別のかたちとして立て、これを枠組みとしてコミュニケーションを記述している以上、二つが同時に成り立つこともあるとは記述できないからである。右のお伽噺は、二つが同時には有り得ないことを、二つの由来がふたりの身体の別の姿勢・体位にあることとして語り、その語りによって二つのかたちを決めるものだったのである。

さて、共同行為は、このような〈互いに向かい合う〉と〈共に何かに向かう（何かに与る）〉との相互交替を通して遂行される。そもそも、為す行為についての共同の決定がこれらの相互交替を通してなされる。行為の候補が提案されるとき、提案者は相手に向かって提案の言語行為をし、かつ当の行為の候補を提示する。受け手は提案を聞き、次に提案された行為の候補に注目する。こうして、提案という言語行為に際して、両者は向かい合い、次にそこで提示された行為に共に向かう。次に受け手は提案に同意するかどうかを答え、あるいはより詳しい説明を求めて質問するだろう。こうして両者が向かい合うやりとりにおいて両者が合意に至る。それは両者が同じものを共に目指すことの合意にほかならない。これに続く実行の分担もまた、為すと決まった行為にその実現を目指して共に向かいつつなされるが、分担の実行は、多くの場合互いのやりとりを伴ってなされるだろう。このようにふたつの姿勢の相互交替を通して共同行為は遂行される。

6・3　共同行為の倫理

最後にコミュニケーションの場において成り立つべき人間の共同性に言及する概念として、信と愛そして希望を提示したい。

信じる　真に向かい合うコミュニケーションにおいては、相互に信じ合うということが成り立つ。〈信じる〉とは現に進みつつあるコミュニケーションのプロセスにおいて、相手を誠実な当事者であると看做して、自らも誠実にコミュニケーションに当たることに他ならないからである。(3)

すなわち、誰かが何かを語り、それを聞き手が信じる場合には、聞き手は「あなたを信じる」とも

「あなたの言う事を信じる」とも応じるだろう。その場合語り手は何らかを事実として言明したとは限らず、「私は必ずかくかくするよ」と約束するとか「私の言うとおりにしたまえ」と勧告するといった場合もあろう。語り手はその際、その発言に対応する、聞き手の一定の振舞いを期待してもいる。その期待される振る舞いが伴う聞き手の応答が「信じる」である。「私はUFOを見た」という言明は、聞き手が、世界にはUFOが存在するということを今後の聞き手の行為決定の際のデータとして使う（計算に入れる）ようになることを期待してなされる。聞き手の「信じる」という対応は、世界にはUFOが存在するということを今後の聞き手の行為決定の際のデータとして使うという振舞いを伴うのでなければならない。同様に語り手が「二日後の日暮れ時までには帰ります」と約束する際には、聞き手が「二日後の日暮れ時までに語り手は帰る」ことを前提に今後の振舞いをすることを期待している。

もし、「信じる」と言っても、相変わらずUFOの存在を計算に入れず、あるいは約束した者が二日後に帰ることを前提にした行動をしないようならば、それは信じたことにはならない。

ところで、確かに「信じる」には「かくかくのことを信じる」というように、信念に言及する使い方もある。しかし一般の信念文も、おそらくは複数の主体の間のこうしたやりとりのなかでの聞き手の対応がもとになって、それから派生した用法なのである。あるいは語り手—聞き手のやり取りが、二重化した私の間でのやりとりとなったものとして、信念文を説明する事ができるかもしれない。ともかく「信じる」はコミュニケーションに際して相手が誠実であることを前提して、自らも誠実にことばとやり取りの振舞いをすることだ、と一般的にいうことができるだろう。

愛する　これに比して言えば、相手を〈愛する〉とは、相手が今後仕掛けてくるいかなるコミュニケーションにも誠実に応じようとする姿勢で相手に向かうことである。母の子を愛するという姿勢は、子を看取る行為として最も良く表現される。むしろ「愛する」とは「看取る」ことにほかならないだろう。「看取る」とは、相手を見守って、その要求・必要を見逃さずにとらえ、それに応じる態勢でいることであろう。つまり相手からのコミュニケーションの仕掛けに応じる姿勢で相手に向かうことである。これはまた、「愛する」ということの一般的説明としても適当だと思う。

言ってみれば、「信じる」と「愛する」とはその相手との現実のコミュニケーションにおける私の態度と、可能なコミュニケーションに対する私の態度として差異化している。

希望　最後に。共同行為において共に向かうのは、まずもって行為そのものにであろう。だが、さらにそのような共同性があるところには、希望が成立する。私たちは共になにかを望み見る。すなわち、〈希望〉とは共に何かに向かうということにほかならない。例えば、誰もが向かっている死すらも、独りではなく他者と共にそこへと向かうものである時に、希望ある終わりとなろう。ある人は具体的に誰かが傍らにいることによって希望ある終わりを迎え、またある人は想定された超越者との、またある人はその人の〈二重化した私〉同士の対話を通して希望ある終わりに至る、のではないか。

以上はひとつの試論・素描に過ぎない。しかしこの限りでも、人間の存在に関わるひとつの見通しが得られるように思う。すなわち、私たちがさまざまなものに共に向かい、共に与っているということとが成り立つのは、基本的に私たちがコミュニケーションの当事者となっているからである。すなわち、私たち人間には基本的に、共にことばに与っている、という共同性がある。その共同性に依拠して、私は私の二重化によって一個の人格――ひとりの私たち――としてある。同じ共同性によって私はまた、他者と共にある人格――私たちである私――となるべく誘われる存在でもあるのだ。

6・4　ことばに共に与かる共同行為の現場へ

本書のことに第1、2、5章を通じてこれまで私が試みてきたのは、振り返って見れば、人間が直面する個々の現場の哲学的記述に向かうために必要な基礎的考察を行なうことであった。それを、あらゆる個々の現場を人間同士が言葉に共に参与しつつ生きる現場として普遍的に記述するという仕方で、行なおうとしたのである。私たちが今や把握するに至っているのは、私たちが様々なものと出会い、関わりを持つ中で、〈人間〉を〈コミュニケーション可能な相手〉としてその他のものから差異化していることであり、またこう記述する際の〈コミュニケーション〉とは如何なるものであり、またそのコミュニケーションがあることによって人間は如何なる存在となっているかをである。最後の点については、行為や価値が成立しているという事態も、コミュニケーションの成立に由来していることを認めるに至った。

これらの考察を承けて、本章では、ことばに与かる存在である私たちの行為は、私一人の行為としてではなく、現場のコミュニケーションに参加する私たちの共同の行為として普遍的に記述されることを論じてきた。

私たちは人間を相手にする時には、コミュニケーションの過程を通して相手に働き掛ける。また人間と共に何かをする時にも、コミュニケーションを伴いつつそれをする。振り返れば、哲学的記述が対話の中で為され、現場の当事者と書記との共同作業であると先に述べたことも、特別なことではない。

このようにして私たちの行為が共同の行為であり、私が私たちであることが、私たちがことばに共に与る存在であることの一帰結である。

自然との共同へ　――では、私たちは人間ではない（人格を伴わない）ものを相手に行為をする時には、その相手とコミュニケーションをせずに行為するのだろうか。

人格でないものとはコミュニケーションの相手にならないものということである以上、それに働き掛ける時にはコミュニケーションを伴わないのは当然であるように思われる。だが、他方そもそも行為（何をしているのかについての当事者の記述を伴った行動）を習得したのはコミュニケーションの習得に基づいてのことであり、コミュニケーションの過程を通して人間を相手に何かをすること、してもらうことが出来るようになるという仕方で行為を習得したのである。その由来からすれば、行為は本来的に相手を（それが現に人格として現われていない場合にも）人格と看做し、相手に、あたかも言葉と振る舞いのやり取りをする過程であるかのごとく、働き掛けるものであることになる。

ところで、現に相手がコミュニケーションの相手とはならないことを認めることと、にもかかわらずコミュニケーションの相手と看做して対応することとは両立する。ここで私は、私たちがまさに自然を相手に行為をする時にも、相手を人格と看做し、これとのコミュニケーションをしつつ働き掛けるという仕方の行為こそ、私たちがそこに立ち返るべきあり方だ、と主張したい。ただし、この主張は少なくとも本書の限りでは根拠を伴わない、ただの思いに過ぎない。

それは私たちが働き掛ける木々、山や川、田畑とそこにある作物のそれぞれが人格的存在だと考える（＝素朴なアニミズム）のではなく、あたかも人格的存在であるかのように看做して対応すること――「看做しアニミズム」――である。私たちはそれらに対しコミュニケーションを仕掛け、それらの代理人となってコミュニケーションを受ける。こうして、人間は自然を支配する者ではなく、自然と共に生きる者、人間以外の存在との共同の営みをなす者となる。その時、山や川は環境破壊の痛みを訴え、風は汚染による病を語るであろう。しかしまた、それらは私たちを受容し、私たちに限りない恩恵を与えていることをも囁くだろう。私たちはその声に聴き、応対するという仕方で、自然に向かうことになる。

全ての存在が共にことばに与かっていると看做すことによって、私たちは木々に言葉を与え、鳥や獣の口を開く者となる。私たちは、その時〈現にことばに共に与かる人間同士の共同〉という存在のあり方をさらに越えることになる。そこで拓かれる〈全存在の共同を創り出す者〉というあり方――〈看做す〉ことによってそれを創っているのは私たちにほかならない――をさらに記述することは、その営みが具体的に為されている現場に立ち合う書記（＝哲学する者）の仕事である。

第7章　浸透し合う諸個人

私は前著において、患者と医療者の意見が一致しないときにどうするかということについて触れ、あくまでもコミュニケーションを通して合意に達する道を求めることを貫きつつも、なおぎりぎりのところで、患者の意思に反する決定を医療者がやむをえずせざるをえない状況があり得るとした（清水 1997：第3・4章）。この点は、結局人が「自分のことは自分が決める」として個の独立ないし自由を主張することと、共同で生きる私たちの間で、その共同の意思に個が自らを合わせなければならない局面もあるということとの間をどう調整するかという問題となる。本章では、出発点を欧米流の個人主義的傾向の強い考え方にとって、それを検討しつつ、私たちにとっての個と共同の調整をめざす。

7・1　自己決定の論理

7・1・1　個人の意思と公共的評価の調停

欧米系の考え方に準拠するとすれば、医療方針選択プロセスにおいて患者の自己決定を尊重するということは、次のようなルール（仮に意思尊重の順序についてのルールと呼んでおく）に従うことになる（このルールが適切なものであるかどうかということもまた、本章の問いであるのだが）。

意思尊重の順序についてのルール

- R1：患者に対応能力がある場合には、その意思（自己決定）を尊重する。
- R2：患者に対応能力がない場合には、その代理人の意思を尊重する。
- R3：患者に対応能力がなく、代理人もいない場合には、患者にとっての最善についての客観的判断による。
- R4：ただし、R1～3による決定が第三者に許容範囲を超えた害を及ぼすことが推定される場合には、その決定は無効である。

このルールは、本書の序で指摘した医療の倫理についての有力な4原則間の優先順位を示すものということができる。つまり、R１（そしてR２）は、患者ないしその代理人の意思が優先されるとするが、それは、患者の利益についての医療側の判断と異なる選択を患者側がしたとしても、その方を優先せよということになるからである。また、R４は、そうした医療上の選択を社会的に見て、平等の原則に抵触していないかどうかをチェックする働きをしている。

このように、R１（およびR２）はいつも参照され、働くものではなく、医療側、患者側が合意に達することができない状況で、選択を迫られる場合に有効なものとみるべきだろう。医療者が納得しつつ活動しているプロセスにおいて、決定は実際、自己決定だけに下駄を預けてなされているわけではない。例えば「治療停止が認められる時とは、どういう場合か」と問うてみる。本人が「やめてくれ」と言ったからという理由だけでは、治療停止は選択されない。医療サイドから見ても、中止することのほうが本人の利益になる（＝今後のQOLの総和を大にする）と、あるいは中止したほうがよいかどうかは本人の価値判断によると評価される（＝中止するとしないとの間で、どちらの方が今後のQOLの総和がより大となるかは、医療側の情報だけでは決められない）場合にはじめて選択される（もちろん、ここで「こうした場合には本人の価値判断によるとすること自体が、患者の意思尊重のルールにしたがっているではないか」と言われるかもしれないが、それはわざわざ「何と何の間でどちらを選ぶか」というような文脈でのルール適用ではなく、「患者にとっての最善」を目指すという医療の論理から出てくる「患者の評価による」というやり方なのである）。つまり、医療者ないし第三者から見ての「患者にとっての最善であり得る」という価値評価と患者自身の意思（自己決定）

とが一致するにいたって決定・選択がなされるならば、問題は起らない。

しかし、両者が一致しない状況も起り得る。その時に両すくみになってしまって、決定ができずに時が過ぎることを避けるために、あるいは、そもそも「ある行為をしないこと」は、しばしば「その行為をしないということをすること」である以上、そうした根拠なき選択を事実上してしまうことを避けるために、右の優先順位に関するルールが導入されたといえる。

では、これに従えば医療者は結局、患者ないしその代理人の言うがままになるしかないかというと、ここでも積極的な「すること」と消極的な「しないこと」を区別する論法が導入される。すなわち、

積極的強行と消極的強行の差異化

- AO：医療者は、ぜひ必要な行為と判断することであっても、患者側が拒否している場合には強行してはならない。
- PO：医療者は、不適当と判断する行為を患者側から要求された場合に、拒否することはできる。

つまり、患者側が拒否する行為を強行することはできないが（積極的強行の否定）、患者側から要求された行為を拒否することはできる（消極的強行の承認）というように、積極的強行と消極的強行の間に線引きをしようという考え方が示されている。(1) 後者は、例えば患者から麻薬を処方するように

要求されても、適切ではない状況では断わることが倫理的に正当である、というような場合が典型的である。

ここからは、患者の意思尊重の精神は「ぜひ必要と看做される措置であっても、患者が拒否している場合には強行することはできない」と解され、たとえ生死に関わることであっても、患者の利益についての客観的判断よりも、患者の意思尊重の方を優先させる見解が読み取れるし、また実際にもこのような方向に欧米の医療現場は動きつつあるようだ(2)。

ただし、右の有力な見解でも、患者の意思尊重を無制限に認めているわけではない。R4が謳っているように、その措置をしないと許容される度を越えた危害を第三者に及ぼす惧れがある場合には、強行はやむをえないとされる。たとえばある種の伝染病に感染している患者については、本人が拒否していても第三者への感染を防止するための隔離を強行せざるをえないということが法的に認められているのは、このような考え方に基づく。

また、右のルールに従うとしても、例えば患者側が宗教的信念により輸血を拒否した場合には、生命に関わる事態になっても輸血をしないで（これが「絶対無輸血」）手術をしなければならないことに直ちになるわけではない。確かに医療側はAOルールにより、患者が拒否している輸血を強行することはできないとしても、患者側から「絶対無輸血で手術をして欲しい」と要求された場合に、患者側の要求に応じないことは、POルールによって認められる。例えばその際には「それはお約束できません、なるべく無輸血でやりますが、生命に関わる事態になってしまったら輸血をせざるをえません」などと応えることになろう。[3] そのように応じたならば、患者側は手術を受けないことにするとか、別の医療機関を探すという対応が可能となるのである。

さて、私は、AOに関して、先に挙げた他者危害の原則に基づく場合の他にも、「患者の意思に反する是非必要な措置の強行がやむを得ないことも有り得るのではないか」とした（清水 1997：88頁）。この場合〈是非必要な措置〉といえるのは、

強行が許容される場合についての提案S

(1)その措置をただちに実行しないと重大な損失（生命にかかわる等）を患者にもたらすと見込まれ、かつ、

(2)患者の人生観・価値観・信念等に照らしても、その措置の強行が患者に（取り返しのつかない）損失を与えることにはならないと判断される場合であった。しかし、この点についてはなお吟味が必要である。というのは、欧米においても、例えば、不可解な拒否をしている患者の意思に反する治療は認められるが、医療者が同意しない信念であっても、患者の主張が信念を根拠としており、それなりに筋が通っている場合は、意思に従うべきだとされることがある。[4] これは右の提案Sに合致する判断であるが、私の直観は強行が許容される状況をもう少し広げる方向のものであった。つまり、Sを改訂してさらに明確に規定しないと、提案と

して成立しないし、自己決定優先論との区別がつかないのである。

7・1・2　自己決定はどこまで尊重すべきか

以上で述べた問題の核心を明らかにするために、より具体的に考えよう。例えば、次のようなケースをどう評価すればよいだろうか――これは「ダックスのケース」と呼ばれて、しばしば臨床倫理や生命倫理の議論で引き合いに出されるものに基づいているが、簡略化し、かつ脚色を加えている。[5]

D氏は天然ガスの爆発事故に巻き込まれ、大熱傷をおって専門病院に緊急入院した。当初の所見では、身体の65％以上に重症の熱傷、顔と手は第3度の熱傷となっており、生存可能性は20％とみこまれた。生命をとりとめたとしても、機能予後は両目失明、両手指切断、相当の身体機能の喪失ないし低下が予想された。

医療側は徹底的な熱傷治療を開始した。それは、サバイバルの可能性がある以上それを目指すのが医療の務めだからであり、また確かに成功したとしても身体的QOLは制限されたものとなろうが、それを受容し、立ち直ってそれなりの意味ある人生を拓く可能性があると判断したからである。経済的な裏付けもあった。

これに対してD氏は、事態を理解するや直ちに、治療を止めてくれ、死なせてくれと主張、以降一四ヵ月間、退院するまでそう言い続けた。しかし、母親は宗教的信念に基づき、生命維持のための治療継続を強く要求した。

（時点1）医療者は、当初はD氏の主張について、身体的・精神的ショックがあり、混乱しており、また、まだ現実を受け入れられないために言っていることなので、対応能力があってのことではない、と考え、他方、母には対応能力があり、患者の代理人としてその要求を認めることができると評価し、医療側の判断と患者の代理人との合意に基づいて、生命をとりとめることを目指して治療を継続した。

（時点2）数ヵ月たって症状も落ち着いた時点で精神科医師がD氏の評価をしたところ、法的対応能力ありと判定された。しかもD氏は依然として治療中止を要求していた。それにもかかわらず、医療側は生命をとりとめ、社会生活に復帰できることを目指して治療を継続した。

D氏は事故から一四ヵ月後に退院した。完全に失明。手も腕も使えず、ひどい傷痕が残り、他人に身の周りの世話をしてもらわなければならなかった。

（後日談）D氏はやがてやっと状況を受容、それにあった生き方を開始するようになった。患者・障害者の権利を擁護する活動をし、かたわら、法学部を卒業、弁護士の資格を取り、数年間実務につく。結婚もした。

時点1では、患者の対応能力を否定することで、医療側は、代理人の意思と自らが最善と判断する治療との間で合意することができ、患者の表明している意思に反する治療を強行することを正当化できた。つまり、この時点ではR1〜R3に準拠した選択をしている。しかし、時点2では、患者の対応能力が保証され、かつ患者がなお治療停止を主張しているにもかかわらず、それ反する治療を続行している。それはR1に背反する行為ではないだろうか。それは果たして正当化できるのだろうか。確かに時点2では、既に生命は取り留めたということが相当はっきりしてきていると思われ、そうである以上は患者の意思に従うことは自殺を認めることに通じるという理由が挙げられるかもしれない。だがそうであればまさにR1が謳う「対応能力ある限り患者の意思を尊重する」ということは、無制限のルールではなく、事実上何らかの制限が加わったものとして認められていることになるのではないか。

つまり、このケースの倫理的評価については大きく次の二つに分かれるであろう。

- 治療を続行した医療者の選択は正しかった。
- 医療者はどこかの時点で治療を中止すべきだった。

前者はAOないしR1〜R3の順序を無制限には認めず、したがって何らかの限定を明示的に加えるというルールの修正を主張することになろう。逆にこのルールを限定なしで認める立場はケースの倫理的評価について、右の後者の立場になるだろう(6)。

ここで制限を付けるとすれば、まず分かり易い候補としては「生死を左右する場合はこの限りでない」ということがある。すなわち、ある治療をしないと死が必然である状況で、医療者の考える患者の善（利益）についての判断と患者の自己決定が対立する場合に限っては、医療者は患者の意思に従わないこともやむをえないということになる。[7]これは、先に触れた輸血についての「絶対的無輸血か相対的無輸血か」の区別と類比的である。つまり「絶対的無輸血」が、輸血をするかどうかが患者の生死を分ける結果となっても輸血をしないという方針であるのに対して、「相対的無輸血」は、できるだけ無輸血で行くが、輸血をしないと患者が死んでしまう事態では輸血もやむをえないとする方針であった。そこで、患者の自己決定の尊重ないし強行の否定についても、絶対的に認める立場にたいして、「生死に関わる場合はこの限りにあらず」と制限を付ける立場を「相対的自己決定の尊重」ないし「相対的強行否定」と言って区別することが分かり易いであろう。

私自身の直観としては、限定を付けるのが妥当だと思えるが、これを絶対的とみなす立場も有り得、むしろ現代では強くなる傾向がある。そうであればなおさら、相対的とするのは単に私の個人的な価値観であって、それに従えと他人にいうことのできないようなものなのか、それともより普遍的な妥当性を主張し得るものなのかを吟味しなければならない。

また、私の直観のためには、先に挙げた提案だけでは不十分でもある。というのは私は「(1)その措置をただちに実行しないと重大な損失（生命にかかわる等）を患者にもたらすと見込まれ、かつ、(2)患者の人生観・価値観・信念等に照らしても、その措置の強行が患者に（取り返しのつかない）損失を与えることにはならないと判断される」という場合には強行が許容されるとした。だが、D氏の場合、時点2においてD氏の治療中止の主張は、「このような身体の状況で生き続けることは価値がない」というD氏の価値観に基づいていると言える以上、この条件に基づいてもD氏の治療を強行することは正当化されないであろうからである。

だが、このことに関して私の直観はどうかと省みると、D氏の価値観が変容することによって、自らの障害を含む現状を受容し、前向きに生きる気持ちになる可能性を見込んでいるのであった。重大な事故や疾患により自分が備えてきた機能に相当な欠けを被り、またボディ・イメージが壊されるといった状況に直面した人々は、何らかその状況を受け容れるまでに時を要し、また自らが今まで持ってきた価値観が変わることを要するであろう（これに関連するポイントは第3章で論じた）。重篤な障害を持って生まれてきた子を愛情を持って育てて行こうと決断する両親においても、何が人間にとって大事なのかという根本的な価値観の変容が起きているのである。私はこのような価値観の変容が可能であることを時点2におけるD氏にも期待するのである。

——これに対しては次のような反論が必至である。この私の期待は、価値観の押し付けであって、個人の価値観をちっとも尊重していないではないか。また、現に価値観が変容した人は、受けたダメージを克服して、よい人生を再開できるかもしれないが、結局変容しなかったとしたら、その人は「あの時死んだほうがましだったのに」と悔やみ、また他者を怨みつつ、後半生を送るという悲惨な結果になってしまうではないか。

このような異論に答えようとする際の私の拠って立つところは、社会が社会として、人間が共に生きて行くことについて、如何なる見解をもつべきか、にある。D氏に「生き続けよ、私たちはあなたの生が生きてよかったと言えるものになるためにできるだけの支えをしよう」と言って、そのような生の可能性を見こむ共同理解を、社会が持つべきだということだ。そのような可能性を見込まない世界観が私たちの社会において支配的になったとしたら、それは私にとって共に生きて行くに値しない社会となってしまうに違いない。なぜなら、それは「これほどの障害をもった私はもはや生きて行くに値しない、他人の世話にならなければならないような自律を失った私は死ぬに任せてもらいたい」という価値観が認められる社会、つまりは、障害を持っている人間は生きて行かないでよい、自律して暮らしていけない人間は死ぬに任せればよい、という価値観が支配的な社会であるだろうからだ。

だが、私のこの直観は基礎を持たないものであるだろうか。また、私の個人的な価値観であって、医療一般の価値観として公認されることを要求するわけにはいかないものなのだろうか。——この点を検討する前に、まず、自己決定を優先し、したがってD氏のケースについては、どこかで治療中止をすべきだったとする見解について、もう少し理解を深めておきたい。

7・2　個人主義・所有・選好功利主義

自己決定をあくまでも尊重することを優先する立場には、それなりの背景がある。その一つは、ある特定の価値観を個人に押し付けてはいけないという理解である。それは多様な文化的伝統なり価値観なりをもった個々人が一緒に生活していける社会であるために必要と考えられる約束事である。その約束事の基本となる構想は、多数の個がそれぞれ自己の主権の及ぶ領域（「私のこと」「私のもの」）を持っていて、相互に独立して存在し、自己の主権の及ぶ領域については各自が決め、共通の領域について、また各個の利害が重なる領域については利害を調整しつつ決定する、といったものであろう――「自己の主権の及ぶ領域については各自が決める」ということが〈自己決定〉ということに他ならない。また「自己の主権の及ぶ範囲」とは通常「自己の所有物」である――「自分のものは自分の勝手」ということだ。

自分の身体や生命もまた自分の所有になるものであるとすれば、医療者なり第三者なりが当人の利益にならないと評価するものであっても、当人がそれを主体的に選ぶ以上は、当人のその決定に従うのが当然だということになる。ここには「生きるも死ぬも俺のことなのだから俺の勝手だ」という考えが根底にあり、まさにそれは多数の個が互いに独立に存在している世界、それらが存在した上で互いにぶつかるときには調整する世界という構想と組み合わさった考えである。

要するに「何をするのも自由――ただし他人に危害が及ぶ場合は別」という倫理観である。

7・2・1　選好功利主義

このような構想をもっともよく具現する倫理学上の立場は、「選好功利主義」であろう。「功利主義」utilitarianism は、哲学史上ではベンサムの「最大多数の最大幸福」というスローガンに表わされているように、社会を構成する諸個人間の利害の調整を、最も多くの人が最も大きな利益を得るような行為を選択するという仕方で行い、それに従って行為の倫理的評価を行う立場であった。すると、その利害はどのように測るのかという問題が生じる。最大多数の最大の利益を目指すというのであれば、さまざまなものを価値評価し、比較し、総和の計算をしなければならないことになりそうだが、価値といってもさまざまな価値があり、ジャンルの違う価値を比較することは困難であるからだ。

ここで〈選好〉(preference) をその価値の基準にするのが、選好功利主義だと言ってよい。つまり、各人が結果として得る利益を比較考量する代りに、各人が持つ選好――好み、希望、意思――を比較考量して、最大多数がその選好を最大に満たすことができるような選択をする、ということになる。確かにこれならば、価値計算は各自の持つ選好を基準に行えばよいのだから、簡単になろう。

ここでシンガーは、その選好を比較考量する範囲を人間だけに限定することはないと考える。(8) 例えば魚にも選好はある――ただし、魚には感覚的快苦に基づく好みと忌避の方向性を認めるだけなので、人間が魚を捕って食べることは問題ないが、ただその際に魚がなるべく苦痛を感じないような殺し方をすべきだ、というようなことになるのである（日本におけるある種の料理法――生き造りやスッポン料理など――は非難の対象になるに違いない）。同様にして動物虐待は非難されるが、牛やブタを大量に殺して食品とすることには問題がない。胎児もまた、その持つと推定される選好を基礎にして評価される。将来への希望を持ち、選択しようという意識がない胎児について、その将来の可能性を断つこと（つまり中絶）は許される。ただし、魚等と同様にできるだけ苦痛を与えないようなやり方が要請されるのである。将来について考え、希望を持ったり不安を覚えたりし、将来への展望の下にこれからの道を選択する存在である限りにおいて、人格としての人間の選好はそういうものとして計算に入れられる。

もちろんシンガーのこのような考えについては、同じ選好功利主義の立場を採る場合にも批判が可能である。例えば胎児についてその現実の選好だけを計算に入れるということでいいのか、むしろその可能な選好、やがて持つであろう選好を計算に入れるべきではないのか——現在植物状態ではあるが、回復の可能性が認められる患者についてその現実の選好ではなく、回復した場合に可能な選好が計算に入れられるべきなのと同様である——といった批判をして、部分修正を迫ることもできるだろう。しかし、基本的に互いに独立な個を想定し、現実のであれ可能なものであれ、それら諸個体の選好を基にして計算するというのであれば、現実にその選好を提示している人（A）が、自分自身のことについて希望を表明しているならば、それが他人に害をもたらすというのでない限り、A自身の選好を満たすことが功利主義的に正当な選択であることになろう。例えば、本人がもう治療を受けたくない、こんな生なら生きる価値が認められないから死ぬに任せて欲しいという選好を確固として表明しているかぎり、その選択は他人の選好（例えば、Aにはまだ生きていて欲しいというような）と比較しても、優先されよう。ただし、Aのその選好が、生き続けて子を養育する義務を放棄することであって、Aの死はその子に害をもたらすといった状況である場合になると事情は異なる、といった論はあり得るであろう。

選好功利主義内での自己決定制限の可能性　結局、「何をするのも自由――ただし他人に危害が及ぶ場合は別」という倫理観の枠内で、当人の自己決定を限定できるのは、「他人に危害が及ぶ」という場合であり、選好功利主義的には「他人の選好の総和の方が重い」場合のみである。では、このような考え方を採用した場合には、生死に直接関わる選択についての自己決定に関してどのような結論が出て来るであろうか。

自己の選好 対 他者の選好の総和？　まず、自己決定尊重の順序に関する記述のルールであるが、これは患者の選好が明確な場合に、それは医療者の選好に常に優先するということを含んでいる。だが、選好功利主義的にそれは正当化されるであろうか。例えば、一人の患者が「もはや生きていても意味がないから治療をしないで死ぬに任せて欲しい」と要求した場合、それは当人以外の人々の（例えば家族全員の）その患者に対する「生きていて欲しい」という選好の総和にも優先されるべき要求なのだろうか。ここで、その人自身の生命に関することなのだから、本人の選好がまず優先されるべきだ、と答えるのならば、そこには選好功利主義の原則に加えて別の原則――自分のことは自分の裁量下にある――が働いているであろう。そうであれば、ここではこの別の原則自体を吟味する必要があろう（後述）。

他者危害に抵触するか？　次に、当人の自己決定尊重を謳う目下のルールには「他者に危害を及ぼす場合は別」という条項がついていた。では、生死に直接関わる選択についての自己決定が家族ないし他者の誰かに危害を及ぼすことがある、という考え方によって、これを自己決定の範囲外に置くということは可能であろうか？　既に、自分が勝手に死ぬことが養育義務の放棄であるといった場合について、自己決定だからという理由が通らないであろうことは指摘した。では、そういう状況ではなく、先のD氏のような場合はどうであろうか。この場合は、治療を受けずに死を待つという選択のほうが、周囲の医療や介護にかける負担をいろいろな意味で軽減することにもなるとも考えることができ、そうである以上「他者に危害を及ぼす」という理由で、D氏の希望に応じないことを正当化することはできそうもないのである。

ここで考えられるのは、「もうこんなになったら生きていても仕方ない」というD氏の評価を認めることは、同程度の障害を持ちながらも生きようとしている人への圧力になるという論であろう（清水 1997：194頁）。「もうこんなになったら生きていても仕方ない」との評価は、この場合自己の個別の事例についての評価であるが、同時に、同様な状況にある他の事例についての「もうそんなになったら生きていても仕方ない」という評価を含意してもいるからである。というのは、いくらそこで「私は自分の個別の場合について評価しているのであって、他人の様々なケースについては何も言っていない」と弁明したとしても、それは通らないのである。この評価には「どういう状態なら生きている意味があるか」についての見解が含まれており、その見解は目下の個別の事例だけについて語るのではなく、さまざまな障害等の程度をランク付けし、「どの程度までなら」生きる意味があるかについての判別を（境界線はもちろん曖昧であろうが）伴わざるを得ないからである。

ただし、右の批判は、「価値観は個人ごとに異なっていることを認めよ」という主張の下では有効ではない、と反論されよう。――Ｄ氏の「もうこんなになったら生きていても仕方ない」という理由を認めて、医療者が治療を中止することは、必ずしも、医療者が一般に「かくかくの状態になったら生きていても仕方ない」という価値観に同意したことを含意しない。それはあくまでもＤ氏の価値観に過ぎず、医療者はその価値観にコミットしたわけではなく、患者の意思尊重という価値観ないしルールにコミットしているだけである。

この反論にもかかわらず、「Ｄ氏の評価を認めることは、同程度の障害を持ちながらも生きようとしている人への圧力になる」という論は、「論理的な帰結ではなく、人々の心理がどう動くかについての事実の指摘である」という限りでは、有効かもしれない。しかし、決定的な論点になり得ていないことも確かである。

積極的―消極的？　次に、先に触れた積極的強行と消極的強行（ＡＯ－ＰＯ）の区別は、選好功利主義の立場からは患者の選好と医療者の選好とが衝突している場合の調整法として考えることができよう。ここでされている両者の選好間の功利主義的比較は、まず、医療者は人々が持つと予想される一般的な選好にしたがった治療方針を、患者の選好に基づいて拒否された場合に、患者が「予想される一般的な選好」を実際には持っていなかったことが分かった以上、それを強行する根拠はないことになる――これがＡＯに該当する。これに比して、ＰＯはこうなろう――患者の選好に因って何かをすることを要求された場合に、その何かをすることが、単に医療者個人の選好に反するというのではなく、社会を構成する人々の多くが共有する選好に反するという場合には、これを拒否できる。右のようにＡＯ・ＰＯの選好功利主義的翻訳を試みることによって、明らかになってきたのは、この二つについて医療者の〈強行〉の是非を分けているのは、単に〈積極的〉と〈消極的〉の区別ではないということである。

行為の〈積極的〉と〈消極的〉ということであれば、選好功利主義的翻訳をしたとしても、両者の区別が明晰になされ得るかは、相変わらず問題となる。例えば、人工呼吸器によって生命を保っている患者がいるとする——ここで、その疾患は将来人工呼吸器を外すことができるようにまで回復することが望めないようなものである。さて、病状が悪化して、患者は人工呼吸器による生命維持はもはや自分の人間としての生活にとって何の益をも与えず、ただ延命を図るものでしかないと感じるようになり、これを外すことを望んだ。これは生命維持という〈積極的な〉医療行為を中止することであるという点からは、医療者が患者の意に反して生命維持（という積極的な行為）を続けることは、ＡＯに反することと見ることができる。だが、反面、人工呼吸器を装着し続けることは、医療者にとっては特別な行動をすることではないが、これを外すという行為のためには、特別な行動を開始しなければならない。こう見ると、むしろ呼吸器を外す行為のほうが積極的なものであって、ＰＯに従って、医療者は自らの意に反してまで、患者の希望に従わなくてもよいことになる。——以上の限りでは、ＡＯ・ＰＯが含む一般的困難である。

だが、先に選好功利主義的翻訳に従えば、ＡＯ・ＰＯが医療者側の〈強行の是非〉について相反する指令をする結果となるのは次の理由に拠ることになる。すなわち、前者においては、医療者の治療方針は、患者が一般に持つと予想される選好にしたがって得られたが、それを当の患者は実際には持っていなかった（あるいはそれと両立しない選好を持っていた）ことが分かった、という状況が想定されているのである。ここでは、患者の現実の選好と比較考量しなければならない選好はないか、あるとしても医療者個人のものに過ぎない。これに対して、後者の場合、患者の選好に基づく要求を医療者が拒否する際には、社会の相当数の者が共通に持つ「それをしてはまずい」との選好を自らも持ちつつそうしているのである。

このように考えると、ＡＯとＰＯを分けるポイントは、積極的と消極的の区別ではなく、むしろ、「それをしないと（しては）まずい」との社会の多数の人々の選好が医療者側にある場合と[9]、そういう支えはなく、ただ「それをして（しないで）欲しい」という人々が一般に持つと予想される選好を患者が現実に持っていない場合との間にある、ということになる。

もし、このように考えることができたとすると、治療を拒否している患者に対して、「この状況で治療をしないのはまずい」という選好が社会的に認知されている見解であると看做しつつ、それを理由に、治療を強行することも可能であることになる。ただし、選好功利主義の立場に現にコミットしている理論家がこのような考えを認めるかどうかは、はなはだ疑問である。というのは、彼らは通常個人主義的でもある以上、他者への危害以外の何らかの理由（例えば「生命尊重」など）による「する・しないのはまずい」という社会的見解を認めないからである。そこからすると、以上の議論は結局、ＡＯ・ＰＯを「他者危害」論に還元しただけの、余計な筋となってしまおう[10]。

とはいえ、個人主義へのコミットを括弧に入れた上で振り返って見ると、ＡＯとＰＯの選好功利主義的翻訳を通して見えてきたことは、必ずしも選好功利主義に立たなくとも、有効である。つまり、ここで考慮すべきなのは、患者個人の意思と医療者の意思という二項にとどまらず、人々の共通の見解、共通の意思でもある。共通の見解・意思は、結局「それをする（しない）ことを欲する」と「それをする（しない）のはまずい（＝べきではない）」という評価文として表わされるのである。そして共通の〈欲する〉に患者がコミットしていない場合は、患者の選択が優先されるが、〈べきでない〉に患者が反する選択をしようとしている場合は、共通の意思のほうが選択される、ということになる。——これはまさに〈個と共同〉の問題なのだ。

7・2・2　自己決定尊重とその制限の両立は可能か

以下では、選好功利主義に基づくかどうかに関わらず、なにしろ本章冒頭で紹介した、ルールにしたがって自己決定を尊重する立場はとりつつも、Ｄ氏のケースについて、治療を最後まで続けたことを支持する論理の可能性を探る。

決定的に取り返しがつかない　まず、「決定的に取り返しがつかないことになる選択については、自己決定を優先するというルールが有効でなくなることもある」という論理である。生きているなら、いつでも死ねる。だが、ひとたび死んでしまったら生き返ることはできない。結婚なら、失敗したと思えば離婚できるので、その間の不利益は仕方ないとする。だが、一旦死を選ぶという自己決定を認めたら、取り返しがつかなくなるので、強行してもやむをえない。——このように主張するならば、当然、「それは何故そうなのか」と問われるだろう。

これに対しては、一つは「それなりの生を生きる可能性を捨ててはいけない」などのルールを主張する論があり得る。それは社会が、そういったルールの基礎にある価値観を持つことを容認ないし勧めることであって、そうした価値観については、「価値は多様であって、社会は個々がそれぞれの価値観を保持し、それに従って生きることを妨げてはならない」という相対主義を越えたものとして、認めることになる。すると、そこで、個人の選好を越えた、あるいはそれに優先する、選択の基準が提示されることになり、選好功利主義だけでは解決できない部分が出てくることになろう。あるいは、ここで認められた社会が持つべき価値観について、それは多くの個人の選好によって支えられている、というような説明をすることになろう。——だが、この後者の説明が事実かどうかは調べないと分からないのであり、調べずに主張する限りでは、それは「誰もがそう思うべきだ」という評価者の思いに過ぎないだろう。

とにかく、以上の限りで、「生死に関わって取り返しがつかなくなる場合には自己決定尊重ルールが適用されない」というような例外規定を認めることは、そこに、自己決定第一主義の理論と両立しない理論を忍び込ませていることになる。

本人の意思——現在の現実の vs 将来の可能的な　では、右のようにならずに、自己決定尊重ルールをあくまでも保ちながら、「生死に関わる、取り返しがつかない結果を生じる場合は、自己決定が第一とは限らない」と主張する余地はあるだろうか。

まず、自己決定を尊重するといっても、そこで〈本人の意思〉をどう把握・評価するかについて、いろいろな考え方があり得るところに注目する道があり得る。――Dのケースについていえば、はじめ周囲は事故にあって本人が混乱しており、まっとうな判断をしていないと看做したようである。そこで、本人の表明する治療中止の要請は、対応能力を欠いているという理由で、容れられなかった。ところが、相当たってからの精神的評価の結果、本人に対応能力があるとされ、しかもなお本人が治療拒否の意思を表明し続けていたことによって、医療者側は治療を続ける別の理由を見出さなければならなくなったようだ――本人の意思に従って治療停止することは自殺幇助になるから、という理由で治療を続けるとしたら、それは、AOに照らすと「治療を続けることは強行になる」から不当であるが、POに照らすと「自殺幇助を要求されても拒むことはできる」から正当である、というように、一つの行為をどのような行為として把握・記述するかによって、AO・POの両者が同じ行為に適用され得、反対の結論になり得る、という事情を使っていることになろう。

しかし、ここで〈本人の意思〉の評価について、別のアプローチも可能である。すでに、目下のルールにおいても、本人の意思を尊重するといっても、それは本人が現に自律的であって、理に適って考えることができる――対応能力がある――状態である限りである、という了解があった。そういう限定に加えて、ここでまっとうな意思であっても、ある時点における理解に基づく意思であり、それは時間の経過とともに変わり得るということを考慮に入れることもできる。Dの場合、相当後になって、生きる方向に向かい、弁護士資格をとり、結婚するにいたった状況におけるＤの理解と意思は、死を望み続けていた時点における理解と意思と相当離れているのではないか（もちろんその時になっても「あの時医療者は自分を死ぬに任せるべきであった」と言い続けるかもしれないが、しかしそのこととその時になって「生き続けよう」と思い直していることとは両立し得る）。医療者は、Ｄが将来変わり得るということを信じて、期待して、その将来の可能的なＤの気持ちを尊重する、といった論理はどうであろうか。

そこで〈将来のＤの認識の可能性〉の方を、〈現実のＤの自己決定〉よりも優先するということは妥当か、を吟味する必要が出てくる。例えば、こういう考え方を一般に適用すると、パターナリズムが復権してくることになる——例えば、娘の結婚に反対する父が「まだ未熟だから結婚相手がくだらない奴であることが分からないのだ——だから今強引にでも二人を引き裂いておくことが娘のためであり、将来娘も私のしたことが分かって、そうして良かったと思うようになるだろう」という論理も、認容されかねない。では、こうしたことまで正当化しないために、「取り返しのつかないこと」という条件をつければよいか。それも解決にはならない。そもそも右に例示した父は、今娘をあの男と結婚させたら、取り返しがつかないことになる、と考えているからこそ、あえて強引なことをしようとしているのである。では一般に「取り返しのつかないこと」と限定するのではなく、「生死に関わる、取り返しのつかないこと」と限定してはどうか。

——時点１及び２の時点におけるＤにとって、今後生き延びた場合に予想される身体環境のＱＯＬ

は、生きるに耐え難いものであった。しかし、医療側から見て、その予想される身体環境のQOLは、さまざまな環境設定により、そして何よりもDが今後その状況に対して今とは別の姿勢を持つことによって、補われる可能性のあるものであった。治療停止は、そのような姿勢をもち得る未来のDの可能性を断ち切ってしまう。最低限の可能性は未来のDのために残しておかねばならない。

これに対する反論の第一：Dは死んでしまえば後になって後悔する可能性はない。生きていれば価値観の変容も可能だろうが、死ねばもはや可能性を考えても仕方ないのではないか。つまり、Dの自己決定に従う際に「将来Dは後悔するかもしれないのに、取り返しのつかないことをするのはどうか」と考える必要はない。にもかかわらずそういう論理を出してくるのは、将来の後悔を計算しているのではなく、現在のDの意思に反する選択が将来、Dによって是認される可能性を計算しているだけなのである。そして、なぜわざわざそういう可能性を計算してまで、現在のDの意思に反する選択をするかというと、それは医療側が持っている価値観の故である。

反論の第二：なぜ、現在の「死を選択しよう」とする現実の意思と、将来可能な「生きていてよかった」と生を肯定する意思とを比べて、後者に従う判断を医療側がするのだろうか。医療側が価値観の変容の可能性を考えるということは、そこで既に、その可能な価値観に自らコミットしており、その立場から見比べて、選んでいることではないか。

いずれにしても、医療側が一定の価値観にコミットしており、それに基づくからこそ、Dの現実の意思に反する行動が選択されることになる。つまり、ここで顕になることは、このような選択へのプロセスは、通常は患者の自己決定に従うが、例外的に「命に関わる取り返しのつかないことがら」については、必ずしも患者の自己決定が優先されるわけではない、というようなものではない、ということである。そうではなく、医療側は常にある価値観にコミットして、事態を見ており、その範囲内で許容される患者のリクエストには応じるが、それをはみ出すオプションには応じられない、ということである。今、「医療側はある価値観にコミットしている」といったが、それは医療者が勝手に一定の価値観を選んでいるということではない。むしろそれは社会全体が公認している価値観に従っている、ということである。つまり、問題は医療者対患者なのではなく、社会全体対患者個人ということになる。

もちろん、医療者が社会が公認する価値観を正しく理解し、それにしたがっているかどうかということもしばしば問題になるわけであり、その点は常に吟味されなければならない。たとえば、延命治療を過度にしがちな医療界の傾向に対して、「徒な延命治療は社会全体が希望するところではない」というチェックがここのところ入りつづけ、医療界全体がそれをだんだん了解しつつある、というのは、医療者と社会全体の間での調整の問題である。

これに対して、現在問題にしているのは、医療者が社会の価値観に従っていると理解した上でのことであり、社会全体として持つ価値観が許容しない選択を患者がしようとする時には、それに反する選択を医療側がすることが認められる、という局面である。

だが、事情がそういうことであれば、目下の筋の議論は結局、出発点となっている自己決定を尊重するルールへの例外規定の問題ではなく、そもそものルール自体に向けられていることになる。つまり、ルールの範囲内で調整する、ということを越えてしまっているのだ。

将来の自己を殺すこと？　ルールを有効としつつも自己決定を優先しない選択を正当化するもう一つの可能性に、Ｄ氏のケースについて、彼が死ぬのを認めることは、他者危害のルールに触れるとする道があり得る。すなわち、自己決定だからといってそれが優先されない場合として、

　Ｒ４：ただし、Ｒ１～３による決定が第三者に許容範囲を超えた害を及ぼすことが推定される場合には、その決定は無効である。

があったが、本人が自らの死を望むからといって、それを認めることは、他者に何らか不当な危害を及ぼす結果となるとする。では、どのような害悪が他者に及ぶというのか。

　理由１：私を自ら殺すこと、私の今後の活動の可能性を断つことは、将来の私への危害だといってみよう。――この理由が成り立つためには、〈現在の私〉に対する他者として〈将来の私〉を扱い得るのでなければならない。〈私〉の持続するアイデンティティと、時間的差異化とをどう考えればよいだろうか。確かに、そもそも、現実に現在の私に対する他者として将来の私を想定したところで、将来の私に対して現在の私が責任をとるなどということはできない。将来の時点になって、その時点における私が過去の私の選択を否定したとしても、その過去の選択の結果に責任をとるのは、過去の

（現在の時点における現在の）私ではなく、将来の時点における私なのである。また、そもそも今死んでしまえば、将来の私などないのであって、現在の私が危害を加える相手はいないことになる。今私が進んで死を選ぶことが、将来の私に害を及ぼすという論理が成り立つとしても、その害の及ぼし方は、死によって現在の私に害が及び、それが今後に響くのであって、現在の私が将来の私を直接害するわけではない。

そうであれば、現在の私は進んで死を選ぼうとしているのだから、それが現在ないし将来私に害を及ぼすとしても、傍からとやかくいうことではない、いわゆる愚行であるのだろうか――例えば、煙草を喫することが私の健康を損ねるという限りは、それは愚行であるが、そういう愚行をする権利が人にはある、と主張されるように。これに対しては「各人の生命は各人自身のものか」という問いが返されよう。確かに、私たちは、将来の私自身に悪い結果を招くと分かっていても、目先の利益なり快なりに誘われて、愚かなことをすることがある。愚かなことであるとしても、それをやりたいようにやる自由を、周囲から本人のためという名分の下に束縛されることよりも、望む。だが、そのような愚かな行為は、あくまでも、私が私の支配下にあるものごとについてなす限りで許されるのである。では、私の生命は、保とうと放棄しようと私の自由であるようなもの――私の所有物――なのだろうか。

こうして、この筋の理由付けは「自分のことは自分できめる」という自己決定の範囲についての問題にぶつかり、従来のルールの暗黙の前提そのものを問い直すことになる。

理由2：どのような状況であるにせよ、進んで死を選ぶことを容認しない理由付けのもう一つは、それが実際、他者に害を及ぼすとするものである。私たちは自分一人で生きているわけではない――人々のネットワークの一つの結び目として存在している。したがって、自分で勝手にそこから外れることは、関係している周囲の人に害を及ぼすことになる、という筋の議論である。これはもう、個に対して、共同の生の論理をぶつける理由付けである以上、目下の限定内の論ではなくなる。

以上の検討を通して、自己決定優先の原則が有効ではなくなる場合を何らか認めようとすると、結局、人間のあり方について、個人を基礎にする人間像に対立する論になることが見えてきた。そこで、次に議論の基盤にある人間像に目を向けて、検討することとしよう。

7・3　相互独立から相互浸透へ

選好功利主義に代表されるような個人理解は、人間を言葉に共に与りつつ、共同の生を送る者と捉える見解と、まさに人間をどのような存在と見るかにおいて両立しないと思われる。そこでは個人は（あるいはすべての存在者は）それぞれの在り方に応じて何かを欲求しており（選好しており）、その選好の間の調整が倫理的課題であることになる。そこでは、諸個人は互いに独立し、その選好は放っておけばしばしば両立せず、衝突を繰り返すものと見られている。――そう見るのでなければ、諸選好の間の調整を事とする功利主義的見解は出てこない。

これは人間の共同の生に根差すあり方を考慮しない理論である。あるいは、共同の生についての理論があるとしても、それは諸個人が共通に共に生きることを選好していることに基づく理論であるしかないだろう。個が共同にあくまでも優先する。医療上の選択の問題に関する「自己決定の尊重」一元論がここから帰結するのは当然である。

では、これに対して、「自己決定はどこまで尊重されるか」についてD氏のケースを材料にして提示した私の直観は、どのように言葉にすることができるだろうか。——私は結局、生死に関わる取返しのつかない重大な結果が予想される時には、自己決定の優先は何らか制限されると思っていた。それは、言いかえると、「生死の選択は個人の権限に属さない」ということになろう。言いかえると、自分の生命は自分の所有に帰さないということである。

「生死に関わる場合はこの限りにあらず」と、自己決定の尊重ないし強行の否定に制限をつける立場は、伝統的には「生命の尊厳」という言葉に代表されるような価値観によって支えられてきた。自分の生命は他から与えられたものであって、自分のものではない、というような考えが支配的であり、それはしばしば宗教的説明を伴っていた。「どう生きるか」は私が決めることだとしても、「生きるかどうか」は私が決めることではない、生命は〈与えられたもの〉なのだ——だが、現代はこのような考え方を単純に主張して済まされる状況ではない。では、今や自分の生命は自分のものであるとする立場に反論することは難しいことであろうか。古い時代への先祖帰りをするような理論にしがみつくことなしに、自分の生命は自分の所有に帰さないと言えるとしたら、それはどのようにしてだろうか。

さらに、個人主義的立場から個人の所有と看做されていることのうち、実はそうではないとすべきなのは「自己の生命」だけだろうか。もしそうなら「生死に関わる」、「取り返しがつかなくなるような」選択については自己決定の優先性を認めないとしても、それ以外のことについては、冒頭で提示したルールが認められることになろう。しかし、私は既に、医療行為一般について共同行為であるとしてきたのである。それは「生死に関わる」ことでなくても、「私だけのものだ」とは認めていないことになるのではないか。だが、全体が決めるという建前のもとに、誰か他者によって私の進む道が決められてしまうということになるとしたら、それは自己決定一筋の理論に増して、私の直観に反する事態である。

こうして、個と共同のあり方が問題となる。

7・3・1　自分のこと・自分のもの——モナド的人間たち

「自分のことは自分が決める」という表現から分かるのは、次のような状況である。「自分のこと」という限定は、自分の領域と他人の領域を区別する発想に基づいている。「自分のことは自分が……」、つまり、自分の領域の主権者は自分であり、各自が自分のことに責任を持つのである。そうなると、ここには、自分のこと—他人のこと—共同のことといった色分けがあるのだろう——ただし、この場合「共同のこと」は「自分のこと」でもあるわけではない、そういう色分けである。「自分のこと」でありながら、また「あなたのこと」でもあり、「あの人のこと」でもあるような仕方での「共同のこと」はない。このようにして、諸国が互いに国境線によって領域を区切り、互いに独立して、主権を主張しているように、個は互いに独立に存在している。自己所有―自己決定論はこういう、いわば〈モナド的人間〉像の所産である。

だが、個々人の間の繋がり方は、このようなあり方が唯一のあり方ではない。たとえば、「自分のことは自分が決める」という建前を認めた場合に、自分のものであれば何をしようと勝手かというと、事実はそうではない。無駄使い、浪費、などは非難の対象となる。自分が飼っている動物でも勝手に扱うことは許されない。それは必ずしも他者に危害を与えるからという理由で、社会的な非難の対象となっているわけではない。

他者に危害を与えることは確かに社会的な非難の対象となっている。逆に、災難に遭うとか、障害を持つといった原因で援助を必要としている他者を援助することは、社会的に奨励され、「良い」と評価される（援助をしないからといって、それは他者危害には当たらないし、非難されるわけではないが）。自殺をしようとする人間が目撃されると、周囲の者はそれを阻止しようと動くのであって、「自分の命なんだから活かそうが殺そうが本人の勝手」とはしない。――このような事実に「他者のことへの介入」が社会的に認められている場面が見出される。もちろん互いに独立した個人を基礎にしても、そうした事実はそのように振舞う方が社会的に有益（つまり、結果として個人によって有益）であるといった仕方で説明されよう。だが、そういう説明ではなく、むしろ、原初的人間相互の繋がり方に理由を求める方が説得的なのではないだろうか。

その繋がり方を表現してみれば、「自分のこと・もの」は「他人のもの・こと」と全くではないにせよ、相当部分で重なり合っている、ということになろう。「自分のこと」でありながら、また「あなたのこと」でもあり、「あの人のこと」でもあるような仕方での〈共同のこと〉がある、ということだ。つまり、諸個人は「互いに独立」なのではなく、むしろ、いわば「互いに浸透し合って」いるのだ。[11] ここでいう〈共同のこと〉は、必ずしも全体のことではない。あることは夫婦の間での共同のことであり、親子の間での共同のことであり、またあることは、私的なグループの成員間での、事業組織等の構成員間での、あるいはいろいろな規模の生活共同体に属する者たちの間での〈共同のこと〉である。さらには、災害に遭った遠方の地の住民を援助するという介入をすることによって、繋がりを創る・発見すること――共同のことになること――もある。

そうした共同のあり方を把捉するには、互いに独立な諸個人を基礎にする理論は有効ではない。今や、互いに浸透し合う諸個人を記述する理論が必要だ、と思う。

7・3・2　家族における〈自由〉と〈しがらみ〉

では、共同の生ということと、個の主体性ないし自由とは、どのように両立するのだろうか。個と共同という二つの方向は結局衝突するしかないのではないか。いや、そうとも限らないだろう。まず、共同の生について考えるための一つのモデルとして、家族に目を向けよう。まずは、臨床現場における問題から――

家族が問題となる時　医療における方針決定への途上において、患者の自己決定を尊重するというポイントに関して考えておかなければならないこととして、家族の意思をどう位置づけるかという問題があるケースがしばしばある。例えば、臨床現場の医療者たちをしばしば悩ませることの一つに、「家族が反対するので、患者本人に告知ができず、したがって今後の医療方針についても本当のことが言えない」というタイプの問題がある。「かくかくの癌性腫瘍があります」と言わない限りは、抗癌剤投与が最善だと医療者が思っても、「これこれの抗癌剤が適当でしょう。その実績のデータはしかじか…」と、患者が理解して同意ないし不同意の選択ができるために必要な説明ができない。さらには処方薬の説明をしなければならない薬剤師も困ることになる。事実と違う説明を受けた患者は、やがて自分の状態がその説明とは違ってだんだん悪くなることに気づき、医療者への不信を抱くことにもなろう。なによりも、置かれた状況を知らせないことは、思い残すことのないように今したいことをするチャンスを本人から奪っていることになる。――しかし、こうしたことを説明してもなお、家族はしばしば「本人にこれほど悪い状態であることを知らせたら、絶望して自暴自棄になってしまい、自殺もしかねない」と主張して、いわゆる告知に反対する。また、医療方針の選択について患者と家族の意見が一致しないケースもある。本人は徒な延命治療は受けたくないと思っているが、家族は一日でも長く生かして欲しいと希望するというような場合である。

少し横道に逸れて、家族の意思が患者のそれを覆ってしまう不適切な傾向について私見を一言――日本では、重篤な病気にあたっては患者よりも家族の意向が医療上の選択に反映される傾向がある。

私の見るところでは、ここで働いている考え方は、冠婚葬祭の進め方などに典型的に見られる段取りと同類のものであるケースがしばしばある。例えば患者は「かやの外」におかれ、「お神輿に乗った気で」万事周囲に任せておくものだと言われたりする。主役（新郎新婦や喪主）は、いわば尊い者としてお神輿に乗せ、周囲がそれを担いで練り歩くのである。お神輿に乗せた人には、様々な煩わしいことは聞かせず、ただ安らかにしていてもらい、そうした下世話なことは担ぐ側が皆引き受ける、という考え方である。これは確かに冠婚葬祭のような行事を慣習に則って進めようとする際には有効な手順かもしれない。しかし、実質的な主体であって実際に選択して決定すべき者が、名目上の主役に祭り上げられてしまい、担ぎ手の代表が決定権を握るというやり方は、歴史的にも現実にも数々の悪い結果を産んできたのでもある。問題は家族で決定するという点にではなく、祭り上げられるという仕方で患者の意向がないがしろにされる点にこそある。

患者をお神輿に乗せるようなやり方は、家族といっても患者と日常的には一緒に暮らしてはいない親戚の誰か（とくに冠婚葬祭という場面で主立った者となる立場の人）が、こういう場面で突然登場して、医療方針について口出し、家族のやり方を責めたりするというところで、しばしば典型的に出て来る。そこで医療者としては、「家族」ということでどういう範囲を考えるかをはっきりさせておく必要があろう。私が以下で「家族」というのは、一緒に生活し、支え合って生きている範囲の人々であって、単なる親類縁者のことではない。医療者は時に患者を祭り上げようとする親類縁者の圧力には、患者とその家族の側に立って明確に対抗すべきことがあろう。

家族の共同　さて、本論に戻って、実質的に支え合って共に生きている家族についていえば、「患者の自己決定を尊重する」ということから、直ちにその家族の意向はどうでもいいということにはならない。少なくとも、患者自身が家族と話し合って皆が納得して一つの選択をすることができれば一番いいのである。なぜ、そうであるかについては、次のようないくつかの理由が考えられる。

まず、患者の病は、単に患者本人にとって〈自分のこと〉であるばかりか、家族のそれぞれにとっての〈自分のこと〉なのである。家族の一人が病になって、それまでと違った生活を始めることは、他の成員にも、単に心理的なものではない、具体的な影響を与える。一人が入院すれば、他の者も病院に度々行き、身の回りの世話をし、あるいは入院した者が家族の中で果していた役割を代わって負担する、といったことが起る。もちろん、その一人の今後の生の行方によっては、自分の人生計画に相当の変更を迫られることもあろう。したがって、その病にどう対処していくかという選択は、患者本人だけではなく、家族のそれぞれに関わる事柄である。そうである以上、選択には関わりのある家族が皆参加しているべきことになる（もちろん、その選択への相談の過程で、一番関わりのある者――通常患者本人――の意思を皆が大事にすることが期待されるには違いない）。

次に、右のことを別の視点から言い換えると、患者を含めて家族は一緒に生きていく一つのチームであり、今闘病という課題を前にチームとして対処していかなければならない。そうであれば、さらに次のように言うべきだろう――当の患者の闘病に携わる医師や看護婦たちの医療チームが作られているが、そのチームには患者も参加していると考えるべきであった。医療者と患者が共同で医療を進めていくという精神は、患者もチームの一員だと考えることに他ならない。そうであれば、家族もまた、そのチームに加わっている。家族もまたそのそれぞれの分担を果たして、付き添ったり、しばしば顔を出して様子をみ、患者のリクエストに応じて着替えや書籍や飲み物を運ぶといった支える活動をしているからである。当の患者の周りに形成された医療チームは、医療方針全体について共通理解をし、合意した上でこそ、各自が自らの分担を果たすことができる。――このようにして、家族が医療方針について理解して同意していることは大事である。ただし、それは患者よりも家族の意向が優先されるという意味ではなく、患者を含めた家族の合意が理想的だという意味に他ならない。

最後に、家族はしばしばケアの対象でもある。終末期医療の核になる緩和ケアについてのWHOの報告書は、患者を含めた家族を一つのユニットとしてケアの対象とするとしている（WHO 1990 : 2.1）。重篤な病によって危機的状況に直面するのは患者だけではなく、その家族全体だからである。家族のそれぞれは、身内が病に倒れたことによって自らの生活に影響を受け、またその患者を失うかもしれないという予想は、愛する者を失うことへの怖れと悲しみをもたらし、また今後の生活設計への不安を結果している。告知に反対する際の「患者が事実を知ったなら絶望してしまうのではないか」という家族の思いは、しばしば家族自身の心の揺れの表白でもある。医療者はそうした家族の心理的・社会的側面を思いやって、家族の発する様々な言葉を受容し、家族を支える方向での対応を求められてもいる。

以上、家族についても、家族と共に医療を進めること、また危機的状況に直面している家族の弱さを受容することという二つの面を指摘した。この二つは結局人間同士が共に生きようとする際の基礎なのである。

〈自分のもの・こと〉が相互に重なり合う　さて、このように医療の場において見られるように、一般に、家族同士の繋がりは、それぞれの〈自分のこと〉が互いに浸透し合うという仕方で形成されていることが認められるだろう。家族の成員間では、〈自分のもの・自分のこと〉が互いに相当部分重なりあっている。そもそも、子は誕生前は、母親の〈自分のもの・こと〉の範囲にすっぽりと包括されていたのであり、生れてからもしばらくはほぼ同じ状況で、両親に包括される関係が続くが、成長するにしたがって、徐々に親の〈自分のもの・こと〉の範囲内で、子自身の〈自分のもの・こと〉が形成され、やがてそれが親から独立するようになる。それでも、同じ家族としてある限りは、生活を共にすることにおいて、共通に与る〈自分のもの・こと〉が継続する。逆に、結婚等によって、それまでは相互に独立していた複数の人間が一緒に暮らすこととなり、家族となると、それぞれの〈自分のもの・こと〉が重なりあうことになる（「あなたのものは私のもの、私のものはあなたのもの」という歯の浮くような台詞が語る真実）。

「自分勝手（身勝手）」という語がある。家族同士の間でしばしば相手を非難する時に使われる台詞だ。それぞれは自分勝手であること、自由に振舞うことを求めながら、またそれが家族に及ぼす害を考慮し、どこかで折り合いをつける。また、相手が勝手に振舞うことが自分に及ぼす害を指摘しつつも、相手の自由な選択を認め、それとの折り合いをどこかで付ける。それが共同で生きるということの核心にある事情であって、個同士が侵入し合う繋がりの故に、「折り合い」をつける選択の連続として、家族における個の生は進行する。

このようにして〈自由〉は常に、共に生きる他者の繋がり（家族のしがらみ）との緊張関係にある。そこでは、私の自由を他者が侵しているのではない。私自身において、自由を求める志向と、共に生きる他者への志向とが拮抗しているのである。

7・3・3　共同の生——前途瞥見

家族の成員間ほど大きな部分を共有しているのではないとしても、〈自分のもの・こと〉を共有するという事態は、社会の中にあるさまざまなグループの成員間において、同様に成立している。その事実を認め、人間のそういうあり方をより精確に記述するのでなければならない。近代的な個人主義的人間像は、より精確な人間像に取って代わられるべきなのだ。

共同の生を生きる人間像を精確に記述することは、私にとって今後の課題である。以上の考察を通して到達しているのは、未だおぼろげな輪郭に過ぎない。とはいえ、いくつかの論点は提示された。曰く、「相互に独立した個人」ではなく「互いに浸透し合っている個人」、「理性的で自律した」ではなく「理性的であることを目指しつつも、しばしば弱くなる」人間が、記述されねばならない。そのような見通しに立ちつつ振り返って見れば、本書の副題——ことばに与る私たち——が示す人間のあり方についての基礎的考察は、まさに人間の共同－性を言語の場に根差すものとして見定めるものに他ならなかったのである。

個と共同というテーマについて付言すれば、理論構成上、個がまず先に成立し、その個々間のつながりとして共同性が成立するということでも、まず共同体全体が成立し、それに根差して個が成立するということでもないことになろう。個の成立と個同士の共同の生の成立とが同時であるような、いわば個と共同とが、個の自由と共同性のしがらみとが、同時に、拮抗し合い、支え合いつつ成立する、そういうあり方が描かれるはずだ。

最後に本章の課題に戻ってまとめれば、「自己決定はどこまで尊重すべきか」という問いに対して、以上のような個と共同についての見通しは、結局、医療方針の決定は、当事者たちが共同で決定するという考え方を裏付けることとなった。かつ「自分のこと」は必ずしも「自分だけのこと」ではないこと、臨床現場における選択肢が、人生に関わる度合いや生死に関わる度合いが強ければ強いほど、それは「患者自身のこと」であると同時に、何らか「患者の家族のこと」でもあることが見えてきた。生死の選択は、こうした視点からすると、社会の成員皆のことであるかもしれない。そのように、個人のことがまた皆のことでもあるような事柄であるとなれば、自己決定が決定的なのではなく、共同の決定が決定的であることになる。

では、社会は「こうなったら生きていても仕方ないので、死なせて欲しい」という当人の望みに対して、どのような見解を持ち、どのような共同の決定をするであろうか。私は、この社会という共同の生に参与する一人として、こう言いたい——生きているのがつらいという理由で人が死を選ぶのを許すような共同の見解をもつ社会は生き難い。むしろ、苦痛を緩和する努力を最大限に行いつつ、生きられるところまで生きていようと個人に奨め、〈できる〉ことがなくても〈居心地〉は良い社会であって欲しい、と。これは〈少しおせっかいな社会〉かもしれない。しかし、少しおせっかいな社会の方が、他人行儀な社会より、居心地がいいのではないだろうか。

注

序

（1）「原則に照らす」という点については、臨床倫理学の分野において必ずしも合意があるわけではない。それどころか、どちらかというとこれまで「臨床倫理」という名の下でなされてきた検討においては、個別のケースを原則に照らして評価し、方針を選択するというよりは、個別のケースを分析した上では、「総合的に判断する」とか、「ケース・バイ・ケースに考える」という傾向があるように思われる。例えばウェリー（Welie 1998 : chap. 1）は、この点を臨床倫理と生命倫理との間に相互に抱かれるずれとして指摘している。これに関して私は、臨床倫理的判断が公共的なものとしてなされ、また、同タイプの状況であれば、複数のケースの間で同じ結論が出るようなものとしてなされるのでなければ、理に適ったものとは言えないのであり、そうであれば、ケースの分析から結論へのプロセスにおいて、何らかの原則が、あるいは少なくともそのプロセスの論理を律するルールが必要であると考える。臨床倫理学の本論は別の機会に改めて詳論する予定であるが、私が提唱するのは、あくまでも倫理原則や論理の筋道を律するルールを伴う検討システムとなる。

第1章

（1）「代理人」、「書記」といった用語を使って、ここで言及している哲学する立場については、本書はしがき（i頁）でも触れているが、清水 1997 : 第1章で提示した。

（2）エーコ 1976/1980 : 23

（3）こういった記号理解について、清水 1990 は、中世の哲学・論理学者オッカムのウィリアムを相手に考えたが、ここではそれをもう一度考え直している。

（4）ここに音節からなる言語という記号の特性があるだろう。音節の組み合わせの可能性によって、無限の記号の差異化の可能性が拓ける（音節だけに注目するのは正しくないという点はさておいても）。

ただし、記号であるらしいとは分っても、何の記号であると分るとは限らない――「音声記号『ヒト』は、人間の記号である」というように、何の記号かが分って初めて記号であることも確認される。

（5） 例えば、中世の哲学者オッカムやアベラールにとって、記号の働きはこのようなものであった。また、「代りをする」というのは中世論理学では文脈に置かれた語の働きとしての「代表 suppositio」に相当するが、これもオッカムの場合のようなよく考えた論理学では、単に言葉がものの代理をするとは言えない。「AはBの代りをする」とは、「A」も「B」も何かを指す言葉である以上、「ある言葉で何か他の言葉の代りをする」ということでしかないからである――より詳しくは清水 1990 の議論を参照されたい。

第2章

（1） 『古事記』神代の巻に出てくる、イザナギとイザナミの出会いの場面における後者の台詞。『古事記』においては冒頭から「なる」が次々に語られるが、はじめて「ある」が登場するのがこの男神・女神の出会いのやり取りである、という哲学の業界では時に冗談めかして語られる事情を背景にしている。

（2） ここではウィトゲンシュタイン『哲学探究』(Wittgenstein 1953) に由来する「言語ゲーム」という用語を使っている。ただし、内容的にも彼と一致していることを言っているのかどうか、私は知らない。以下の考察はことに同書第七七項における「こうしたことば（たとえば「よい」）の意味をわれわれはどのようにして学んだかを問え」という勧めに私なりに従ったものである。

（3） 以下の議論は、清水 1980 の改訂版である。

（4） 「よい」は記述的な語であるとする立場に立って、「よい」を別のことばで定義することができると、あるいは「よい」と述べ得るさまざまな事物を例示することによって「よい」ということを示すことができるという考えについて、ここでは論じることを省略し、ただそれはうまくいかないという結論のみを記しておく。なお以下の論について、より詳しくは前掲拙論を参照されたい。本論の背景にある「よい」の意味に関する議論は、G・E・ムーア以来英米系の哲学・倫理学においてなされてきたものであるが、これについてごく簡単には、ウィリアム・K・フランケナ『倫理学』(Frankena 1973)第6章が参考になる。また、私は特に、G. E. Moore (1903) および、R. M. Hare (1952) を念頭に置いて、議論している。

第3章

(1) 野辺明子・加部一彦・横尾京子編『障害を持つ子を産むということ十九人の体験』

(2) 清水 1997 および本書を通じて、私が提案するQOL概念は、ことにそれを「自由である/いろいろなことができる/選択の幅が広がっている」という尺度によるものとする点で、アマルティア・センの capability 概念と相当重なっている (Sen 1982)。実際、センの周辺にもQOL概念についての親近的なアプローチが見られもする (Nussbaum and Sen 1993)。この点については本書は触れることができなかったが、現在、多くの研究者が、QOLとcapability の連関に注目しつつあり、いずれそれなりの議論が登場するであろう。

(3) 漆崎 1995:15, 125

(4) この辺の事情については、最近の興味深い分析に、レヴィナスをめぐる熊野純彦 1999 の考察がある(ことに第2章—第4章)。

(5) この対話篇に描かれているのは、あくまでもプラトンによって解釈されたソクラテスの考えであるが、それは歴史的なソクラテスの言動を下敷きにして、その意義を明らかにするための解釈である。本書の限りでは、私がこのテキストを読んで得た理解を端的に提示しただけであるが、背景にあるより詳しい考察および哲学史上の位置付け等については、清水 1995、および清水 1998 参照。

(6) プラトン前掲書 41c9-d5

第4章

(1) この議論については、さしあたってマレンボン 1992 に簡略な説明がある。

(2) アベラルドゥス『倫理学』: 532-534

(3) アンセルムス『自由選択について』第5章。彼は「殺されないために嘘をつく」という例を挙げて、「嘘を付くか、さもなければ殺されるか（という状況にあること）は意に反している」とはいえ、だからといって「意に反して嘘をつく」「意に反して殺される」ということにはならない、としている。

（4） 星野一正2000が報告する米国の最近の動向は、本章の主張全体と連関する。すなわち、米国下院においてはすでに「一九九九年度疼痛除去促進法」法案が可決され、上院において審議中であるとのことである（二〇〇〇年4月現在）。この法案は安楽死および自殺幇助を認めない一方、苦痛の緩和のための麻薬等の投与は医療目的に適っており、たとえその使用によって死亡するおそれが増すとしても、公益に反しないとするものである。——この法案の精神は、本章が肯定的に提示した緩和医療の論理・倫理に即したものであり、米国の趨勢もこの線に向かっていることを示す。

第5章

（1） 本書第2章注（2）参照。

（2） ここで「論理的可能性」として理解しているのは、命題論理の範囲のみならず、語の意味に伴う、語同士の関係をも含めたものである。詳しくは清水1990参照。

（3） 「ハードウェアだけ」という喩え方は必ずしも適切でなく、むしろソフトとしても基本システム程度のものは既に立ち上がっているというべきであると指摘されるならば、それはそうであろう。ここではあくまでも相対的なことを言っているに過ぎない。

（4） アリストテレスのアクラシア論についての私の基本的理解は、清水1985による。またパウロの思想については近い将来まとめて論じる予定である。

第6章

（1） したがって、石と対話しながら石を見るということがあれば、その時見る人は、石に「見られる」ということが生起していると看做すであろう。これについては看做しアニミズムとして後に触れるところを参照されたい。

（2） 清水1997：第3章における医療行為の決定プ

ロセスについての検討も参照。
(3) 〈信じる〉ということに関して、本論の基礎となる立ち入った議論は、近い機会にパウロ思想との対話を通して提示する予定である。

第7章

(1) Jonsen et al. 1992では、事実上、二・四がAO論に、また二・七がPO論に該当する。
(2) 安楽死や医師に幇助された自殺を容認する傾向は、こうした見解に基づいている。ただし、その傾向に歯止めをかけるような動きもあるし(本書第4章注4)、Welie 1998のように、これに対する批判的議論もある。
(3) 近年日本で出た判決においても、医療側が輸血をしたことについて、患者の絶対無輸血の要求に応じなかったことを非難されたのではなく、絶対無輸血の原則ではないという認識を患者側にきちんと説明しなかったことを非難されているのである。患者の要求に応じるかどうかについては、絶対無輸血という要求に応じることの可能性を指摘しているが(つまり、医療者が応じた結果、死を結果するということになっても、それはやむをえないということ)、だからといって医療者自身の良心に反してまで応じなければならないと言っているわけではない。
(4) Jonsen et al. 1992 第2章。
(5) さしあたってJonsen et al. 1992による。
(6) 現代米国事情に通じている人たちの評価によれば、現在このようなケースが起こったならば、ダックスの自己決定を尊重する選択が少なくとも治療過程のどこかで取られたことになるだろう(したがってダックスはどこかで自ら望んでいた死にいたっていただろう)という。
(7) ただし、文脈上明らかとは思うが、これは医療者による価値評価は「死はなんとしても避けなければならない」という理解に基づくものではない。そうではなく、あくまでもQOLの今後の総和を見るものであるから、「ある治療をしないと死が必然である」状況であっても、その治療をすればただ余命が延びるというだけにとどまらない生の可能性が展望されなければ、延命治療を選択しようとすることにはならないのである。

（8）シンガー 1998 第9章。

（9）ただし、ここで「多数」と言ったのは、必ずしもあることについて、社会には唯一の「多数意見」があるということを意味しない。例えば、「絶対無輸血で手術をして欲しい」と言われた時に、「それはまずい」という意見と、「本人の信念なら仕方がない」という意見とがあり得、医療者はどちらの意見にコミットすることも可能だからである。また、妊娠中絶はいけないと考えて、拒否するという考えの医師もいれば、事情によってはやむを得ないとして、要求を受諾する医師もいる可能性がある。

（10）「それをする（しない）のはまずい」内容が、事実上他者危害になるのに対応して、「それをして（しないで）欲しい」ことは本人に押し付けることができないという点は「愚行権」に対応する。愚行権とは、加藤尚武 1994（第1章など）が分かり易く説明するように、自分の利益にならない（害になる）と周囲に見えることであっても、本人にはそれをやる自由があるという考えである。

（11）個同士の「相互浸透」という交流のあり方についての、私の発想には、唐突に聞こえるであろうが、キリスト教思想史上の考察が関わっている。すなわち三位一体の神のペルソナ間のあり方がこれだったのである。詳しくは清水 1999 参照。

あとがき

『医療現場に臨む哲学』を上梓したのが一九九七年五月だから、丁度三年たったことになる。この間私はさらにいろいろなルートで、さまざまな医療現場で活動しておられる方々と繋がるようになった。前著の主たる背景であった現場は東札幌病院であったが、加えて、私の現在の生活の場である仙台周辺の医療者および市民との交流がだんだん強くなってきている。市内の病院や、看護協会において事例検討をする場に時に参加するようになった。また、宮城県が主催する「在宅ホスピスケア調査検討会議」の取りまとめ役になったことをきっかけに、さまざまな職種や行政までが連携する方途を考えるようになり、現場の医師やナースたちとの繋がりの輪が広がりもした。さらには、全国各地のいくつかの病院の有志との継続的な交流と共同の研究も育ちつつある。

そうした中で、私が前著で提示したことを踏まえて、さらに何かをやるとすれば、それは現実の医療の個別の方針選択や決定をする際の倫理的検討をどう進めるかについて、より具体的で実用に耐え得るシステムを開発することだと思うようになった（「システムを開発する」など、哲学の世界では普通言わない表現であるが、このような表現をすること自体が、現場の感覚に合わせる試みである）。個別の事例についてどう検討を進めたらいいのかはっきりさせて欲しいという、声なき声を私はひしひしと感じてきたのである。これは「臨床倫理（学）」という名で最近かたちを現わしてきた分野であり、私は現場のニーズに応えるべく「臨床倫理検討システム開発プロジェクト」なるものを立ち上げると昨年来宣言して、歩みだしている。それはさまざまな医療現場の医療者との共同研究として進めるものであるが、加えて、医療者と市民が一つの場に共に参加して、考える会も始まっている。こうした交流をしていただいた皆様に支えられて、本書の考察は成ったのである。ここに心からのお礼を申し上げたい。

本書はしかし、臨床倫理の本来の営みとは言い難い。本書の意図は、一つには、現場に臨んで哲学する私の、その考える仕方にどうしても影響している基本的な姿勢の根底にあるものを公開することであった。言い換えれば、現場を記述する書記としての哲学する者の〈見る目〉を提示することであった。それは前著から最終的にカットされた、いわゆる「幻の第三部」に日の目を見させることである。また、もう一つには、前著ですでに私が選択して歩みはじめていた医療現場における一定の立場へのコミットを明らかにし、かつそれを基礎付ける論を展開することであった。

したがって、具体的な事例に入り込むどころか、本書は前著よりもむしろ現場から離れている面がある。少なくとも医療者の方々にとっては、前著以上に抽象的で、ああでもないこうでもないと理屈をこね、あるいは、幼児がどのようにして言語を習得したか、というような医療には差し当って役に立ちそうにない無駄話を延々とやっていると思われるかもしれない。だが、私が主張しようとすることの根拠を提示し、論の土台を固めようとすると、そういうことをせざるを得ないところが、哲学や倫理学の性なのである。また、この問題についてはこうだと主張し、あの問題についてはああだと語る私の中には、それらの様々な結論に至る一貫した理解があるのであって、それを提示しようとすると、こういう話をしなければならなくなってしまうのである。医学・看護学の分野では、公平なデータを積み上げることによって事実を確認することが研究の土台になることが多い。しかし、知にはそのような仕方で検証できるものばかりではなく、理《ことわり》の探求によって確証されるようなものもあることをご理解いただきたい。もっとも、哲学畑の方々から見れば、本書の程度の理屈のこね方では、まだまだ甘くて、不十分だと言われることであろうが。

そういうわけで本書は、臨床倫理学という私の現在の課題との関連でいえば、その理論的基礎付けの一部という意味を持つ。ことに、本書が打ち出す立場は、個別事例の検討を進めていく際の基本的な方向を定めるものでもある。だから私としてはこれらの論をまとめて一冊の書として世に問わざるを得なかったのだ。

本書をまとめるにあたって、次の諸拙論がその土台となっている。

＊記号と超越——ことばに共に与ること（現代哲学の冒険15『ゼロ・ビットの世界』岩波書店　一九

九一年、一―七一頁）：第一、二章、五章前半、六章の一部

＊〈よい〉の用法――言語ゲームの視点から（東京都立大学哲学会『哲学誌』22号　一九八〇年：四一―六一頁）：第二章の一部

＊存在：〈ある〉の根拠を探求してみる（新潮四月臨時増刊『大真実』一九九五年、三四―三七頁）：第二章の一部

＊〈QOL〉概念の明確化と医療への適用（行動計量学会『行動計量』二五-二、一九九八年、七二-七五頁）：第三章前半

＊魂の配慮としての哲学――『ソクラテスの弁明』が提示すること（東北大学哲学研究会『思索』28一九九五年、一-一七頁）：第三章の一部

＊医療現場への哲学的アプローチ――生の価値という視点から（『日本歯科医師会雑誌』51-2、一九九八年、一一-一六頁）：第四章の一部

＊意図と結果――医療現場と哲学史の狭間で（『思想』一九九九年二月号―No896）：第四章後半

＊人格の成立と多重性―言語ゲームの視点から（『イマーゴ』Vol.4-3　一九九三年、八九―九七頁）：第五章後半

＊共同行為論（吉澤伝三郎編著『行為論の展開』南窓社　一九九三年、二〇七―二三六頁）：第六章

その他、似たようなことを恥ずかしながらあちこちで書き散らしているが、ここでは省略させてい

ただく。また第七章については研究会等で一部を話したことはあるが、活字にするのは今回が初めてである。

最後に、今回も勁草書房の富岡勝さんにはご迷惑をかけどおしであったが、忍耐強くお待ちいただき、また要所要所で適切な助言をいただいた。心からお礼を申し上げる次第である。

＊　＊　＊

本書に関する追加情報・ＦＡＱ等のサポートを、インターネット上の左記のホームページにて行います。ここはいずれ読者との双方向のコミュニケーションができる場ともしていきたいと思っています。また臨床倫理検討システム開発プロジェクトのページにも入れます。

http://www.sal.tohoku.ac.jp/~shimizu/PHMD2/-index.html

索　引

あ 行

か 行

さ　行

た　行

な　行

は　行

ま　行

や　行

ら　行

A-Z

参照文献

Frankena, William K., *Ethics*, 1963., second edition, 1973／ウィリアム・K・フランケナ(杖下訳)『倫理学』(培風館 1967)

Hare, R. M., *The Language of Morals*, 1952／ヘア(小泉・大久保訳)『道徳の言語』(勁草書房　1989)

Moore, G. E., *Principia Ethica*, 1903

Nussbaum,Martha C. and Sen, Amartya,eds., *The Quality of Life*, Clarendon, Oxford, 1993

Sen, Amartya, Equality of What? In: Sen, A., *Choice, Welfare, and Measurement*, Blackwell, Oxford, 1982, pp. 353-369／セン(大庭・川本訳)『合理的な愚か者』(勁草書房　1982)

Weilie, Jos V. M., *In the Face of Suffering: the Philosophical-Anthropological Foundations of Clinical Ethics*, Creighton University Press, Nebraska, 1998

WHO, *Cancer pain relief and palliative care* (WHO Technical Report Series 804), 1990／世界保健機関編武田訳『がんの痛みからの解放とパリアティブ・ケア』(金原出版　1993)

Wittgenstein, L., Philosophische Untersuchungen, 1953／ウィトゲンシュタイン(藤本隆志訳)『哲学探究』(大修館書店　1976)

アベラルドゥス、ペトルス(大道敏子訳), 倫理学(『中世思想原典集成 7 前期スコラ学』平凡社　1996：525-586)

アンセルムス『自由選択について』：Anselmus, *De libertate arbitrii* (Schmitt 版全集 I, 201-226)

漆崎一朗監修『QOL 調査と評価の手引き』(癌と化学療法社　1995)

エーコ, U. (池上嘉彦訳)『記号論』I(岩波書店　1980)

加藤尚武『応用倫理学のすすめ』(丸善　1994)

熊野純彦『レヴィナス　移ろいゆくものへの視線』(岩波書店　1999)

シンガー, ピーター(樫則章訳)『生と死の倫理』(昭和堂　1998)／Singer, Peter, *Rethinking Life and Death*, 1994.

野辺明子・加部一彦・横尾京子編『障害を持つ子を産むということ　19

人の体験』(中央法規出版　1999)
星野一正，1999年疼痛除去促進法米国議会審議法案速報(『時の法令』1610，2000：68-76)
マレンボン，J(中村治訳)『初期中世の哲学』(勁草書房　1992)
清水哲郎，〈よい〉の用法――言語ゲームの視点から(東京都立大学哲学会『哲学誌』22　1980：41-61頁)
――，プロアイレシスとアクラシア(北海道大学哲学会『哲学』20・21合併号　1985：136-154頁)
――『オッカムの言語哲学』(勁草書房　1990)
――，魂の配慮としての哲学―『ソクラテスの弁明』が提示すること(東北大学哲学研究会『思索』28号　1995：1-17)
――『医療現場に臨む哲学』(勁草書房　1997)
――，ロゴスの遍歴(清水責任編集『新・哲学講義 1　ロゴス　その死と再生』岩波書店　1998：1-67)
――，個と言葉(『新・哲学講義 別巻　哲学に何ができるか』岩波書店　1999：123-149)

著者略歴

1947年　東京近郊に生まれる
1969年　東京大学理学部天文学科卒業
1977年　東京都立大学大学院哲学専攻博士課程単位修得退学
現　在　東京大学大学院人文社会系研究科上廣死生学講座特任教授　文学博士
主　著　『医療現場に臨む哲学』（勁草書房）
『オッカムの言語哲学』（勁草書房）
『パウロの言語哲学』（岩波書店）
『高齢社会を生きる』（編著、東信堂）
『ケア従事者のための死生学』（共編著、ヌーヴェルヒロカワ）ほか

医療現場に臨む哲学II　ことばに与る私たち

2000年8月1日　第1版第1刷発行
2011年11月10日　第1版第4刷発行

著者　清《し》水《みず》哲《てつ》郎《ろう》
発行者　井村寿人

発行所　株式会社　勁《けい》草《そう》書房

112-0005 東京都文京区水道2-1-1　振替 00150-2-175253
（編集）電話 03-3815-5277／FAX 03-3814-6968
（営業）電話 03-3814-6861／FAX 03-3814-6854
平文社・青木製本所

ISBN978-4-326-15347-3　Printed in Japan

http://www.keisoshobo.co.jp